儿童健康

Children's
Health
Management
Manual

管理手册

刘 薇 主编

U0240009

北京科学技术出版社

图书在版编目（CIP）数据

儿童健康管理手册 / 刘薇主编 . — 北京：北京科学技术出版社，2022.6
ISBN 978-7-5714-2043-7

Ⅰ . ①儿… Ⅱ . ①刘… Ⅲ . ①儿童—保健②青少年—保健 Ⅳ . ①R179②R161.5

中国版本图书馆CIP数据核字（2022）第020046号

策划编辑：张忠丽
责任编辑：何晓菲
责任校对：贾　荣
责任印制：吕　越
封面设计：薛丹阳
图文制作：薛丹阳
出 版 人：曾庆宇
出版发行：北京科学技术出版社
社　　址：北京西直门南大街 16 号
邮政编码：100035
电　　话：0086 - 10 - 66135495（总编室）　0086 - 10 - 66113227（发行部）
网　　址：www.bkydw.cn
印　　刷：河北鑫兆源印刷有限公司
开　　本：880 mm × 1230 mm　1/32
字　　数：216 千字
印　　张：11.75
版　　次：2022 年 6 月第 1 版
印　　次：2022 年 6 月第 1 次印刷
ISBN 978-7-5714-2043-7

定　　价：69.00 元

本书编委会

主　编：刘　薇

副主编：张保刚　苗　阳

编　委（按姓氏笔画排列）：

于　情　王晓佳　东丽丽　孙　宁　孙　超

杜晓斌　沈　蓓　宋　达　张　琳　张宏伟

陈春雷　范树颖　罗喜荣　赵万钰　钟玲玲

晋兴楠　徐文靖　徐勇胜　郭　珍　雷梅芳

插图绘制：刘　薇

前　言

窃以为——医之道，始于慈悲，得于教育，成于勤勉，精于管理，立于科研。对医生而言，下医医已病，就是医"病"，无须赘述；中医医欲病，可以理解为医"人"，关注点包括身、心两个方面，介入点应该是在亚健康状态，而且还必须增加预防的概念；上医医未病，这时的重点，不再是疾病，甚至不是预防，而是健康。

那么，什么是健康呢？

1946 年世界卫生组织（WHO）成立伊始，在宪章中所提到的关于健康的概念是这样的：健康乃是一种在身体上、心理上和社会上的完满状态，而不仅仅是没有疾病和虚弱的状态（Health is a state of complete physical, mental and social well-being and not merely the absence of disease or infirmity）。它认为，健康 =15% 遗传因素 +10% 社会因素 +8% 医疗条件 +7% 气候条件 +60% 自我保健。

由此看来，守护儿童"健康"，身为医务工作者的我们真的能做很多事情。

以灵活的形式、精准的表达、通俗的语言，面向家庭、学校，对家长、老师和适龄的孩子们进行深入浅出的健康教育；以先进的理念、简明的文字、精美的视频及插图，为成人及儿童提供喜闻乐见的健康科普；以职业的操守、专业的技术、医疗级别的仪器设备和试剂，对有需求的孩子们进行细致的健康体检：这些都是我们义不容辞的责任。

儿童健康，事关个人、家庭、国家、民族的未来。

儿童健康管理，人人有责，让我们一起努力做好！

于天津

2022 年 5 月 19 日

目　录

第一章

儿童健康管理概述

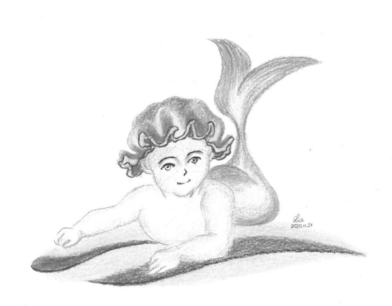

第一节　儿童健康管理"面面观"

人的一生，无论怎样多姿多彩，健康始终是最重要的底色；人的一生，无论多么跌宕起伏，健康永远是最大的隐形财富。

有人说，成人的世界没有"容易"二字。健康好比数字 1，事业、家庭、地位、财富等都是数字 0。有了前面的 1，后面的 0 越多就越富有，而没有前面的 1，则一切皆等于 0。其实，无论是对成人还是孩子而言，健康都是居于首位的。所以，与其说别让孩子输在起跑线上，倒不如说别让孩子没机会起跑！

然而，健康不是不生病，或者身体结实这么简单的事。世界卫生组织的新时期儿童健康目标是不仅仅要消除疾病和致病因素对儿童的危害，更应保障和促进儿童获得生理、心理和社会能力全面、充分的发展！

儿童健康管理，就是围绕孩子的健康，对影响个体及群体儿童健康的危险因素进行全面管理，从发现健康问题到评价（认识）健康问题，再到干预（解决）健康问题。

如果说家长是儿童健康的第一责任人，那么儿科医务工作者就是儿童健康的坚定守护者，有义务在儿童成长的不同阶段对其健康进行全方位的监测，包括体格检查评估、营养处方、运动处方、心理评估和健康心理处方，以及健康档案管理等，从而降低儿童罹患身体和心理疾病的风险，为他们的健康成长保驾护航。

（儿童）健康管理的源头

其实，健康管理的理念在我国传统医学中早已存在，也就是大家常说的"治未病"。"治未病"的思想源自距今两千多年前的中医学典籍《黄帝内经》。"圣人不治已病治未病，不治已乱治未乱，此之谓也。夫病已成而后药之，乱已成而后治之，譬犹渴而穿井，斗而铸锥，不亦晚乎？"说的就是医术高明的医生能在疾病潜伏之时掌握病情并及早治疗，若疾病已经发生才给予治疗，就如同口渴了才挖井取水，临到打仗才铸造兵器，为时已晚。

一代名医扁鹊曾云游各国，为百姓除疾，名扬天下。这里讲两个和他相关的小故事。其一，见于《韩非子·喻老》，即《扁鹊见蔡桓公》里面的名句，"疾在腠理，汤熨之所及也；在肌肤，针石之所及也；在肠胃，火齐之所及也；在骨髓，司命之所属，无奈何也。"说的就是"病在皮肤纹理之间，是汤熨的力量所能达到的；病在肌肉和皮肤里面，用针灸可以治好；病在肠胃里，用火齐汤可以治好；病在骨髓里，那是司命神管辖的事情了，医生是没有办法医治的。"它阐述的医理是要懂得见微知著，防患于未然，不要讳疾忌医。其二，见于《鹖冠子·世贤》，借鉴了《难经·七十七难》，讲述了魏王曾求教于扁鹊："你们家兄弟三人都精于医术，谁是医术最好的呢？"扁鹊说："大哥最好，二哥差些，我是三人中最差的。大哥治病于病情发作之前（上工治未病）；二哥治病于病情初起之时（中工治欲病）；我治病于病情十分严重之时（下工治已病）。病人痛苦万分，家属心急如焚。此时，他们看到我或在患处敷以毒药以毒攻毒，或动大手术直指病灶，使重病病人病情得到缓解或很快治愈，所以我才名闻天下。"这种"上医治未病"的思想便是健康管理理论与实践的源头。"防患于未然""上医治未病"，成人如是，儿童亦如是，皆可视为（儿童）健康管理的源头。

（儿童）健康管理的现状

相声名家郭德纲讲过一个小笑话，说有个很精彩的展览，展出一大一小两个头盖骨，大的那个是某名人去世后留下的头盖骨，小的那个是这个名人小时候的头盖骨……

相信聪明的聆听者都会心一笑，迅速击中笑点。其实这里面也说出了一个很重要的事实，那就是不少成人的躯体疾病、心理异常等问题，都与儿童时期身心健康密切相关。通过定期对儿童进行全面的健康体检，不仅能够监测儿童的生长发育情况，给予养育方面的保健指导，还能发现生理、心理和智力发育异常，及时进行干预，指导家长做好育儿及疾病预防工作，促进儿童健康成长。

从国家层面看，"少年强则国强"，孩子不仅是一个家庭的希望，更是国家和民族的未来。在我国国务院颁布的《中国儿童发展纲要（2011—2020年）》中指出，儿童发展是国家经济社会发展与文明进步的重要组成部分，促进儿童发展，对于全面提高中华民族素质，建设人力资源强国具有重要战略意义。简而言之，儿童的身体素质直接关系着国家的发展、民族的兴盛！

从父母和医者视角看，儿童的健康成长是所有人的心愿。儿童健康管理越来越重要，成人是希望早发现已有的问题，儿童是努力避免发生问题。本书主编刘薇曾经感慨道："与成人不同，儿童遭遇打击的风险会加倍，身体状况很可能急转直下，倘若获得及时救治，却又很容易峰回路转、柳暗花明。成人的生理机能如逐渐衰颓的落日，儿童却像冉冉升起的朝阳，你给他一份帮助，他还给你无限的生机和可能性！"人吃五谷杂粮，无法做到不生病；如果我们能够重视儿童健康管理，那至少能做到让孩子少生病、不生大病，这样就是医者和父母共同的心愿了。

那些藏在家长脑海中的问号

说到健康管理，就不能不提到健康体检。时至今日，定期体检俨然已经成为成人的"常规手段"，其目的是了解自己的身体状况，及早发现身体存在的健康问题，进而及时治疗及干预。那么孩子呢？如果他看上去吃得好、长得快、没生病，有必要去体检吗？

问号 1：给孩子体检是"没病找病"吗？

用"没病找病"来形容健康体检挺好，当然，真正贴切的表述应该是，"及时找到已存在的疾病或隐患，即'排雷'"。把外表看不出任何异常的孩子送到专业的儿童健康管理中心，由专业医生、技术骨干组成的专业团队，凭借细致入微的检查和极为丰富的临床经验，诊断出孩子身上隐匿、无痛或症状不明显的疾病和健康问题，使一些潜伏在孩子身体里的"定时炸弹"尽早被发现、及时被治疗，这对孩子的健康成长是至关重要的。

孩子是上天赐给每个家庭的至宝，家长都愿意尽己所能给予孩子最好的东西，喝牌子最响的奶粉、请价格最高的月嫂、上口碑最佳的幼儿园……但却往往漏掉了非常重要的环节，即对儿童健康的管理。生病了才去就医，就如同渴透了才想起喝水——这种"临时抱佛脚"的旧观念早已落伍，要知道，渴透了往往是身体已经脱水，并已引发一系列内环境的变化，乃至脏器受损，不是简单喝几口水就能解决问题。所以家长们应该注重防病，把握孩子的健康主动权，通过儿童健康体检筛查出儿童隐匿性健康问题及疾病。在儿童健康管理中心，重如腹腔巨大肿瘤、孤独症，轻如隐睾、鞘膜积液，复杂如先天性心脏病、脊柱侧弯，隐秘如单侧肾缺如、藏毛窦，常见如变应性鼻炎、甲状腺结节，还有单侧肾囊肿、肾积水……筛查出的诸多病例，也为家长敲响了警钟。

问号2：去年体检过，用得着总查吗？

当然用得着！"一次体检，三五年无忧"，有些家长看到孩子体检后一切正常，就觉得万事大吉，三五年内都不用体检了。这种理念是超级不科学的。人的身体状况是动态变化的，每个器官、系统都在按照自己的生理周期运转。即便是最简单的头发，也遵循生长、退化与休止的自然规律。

儿童的身心正处于旺盛的生长发育阶段，可以用日新月异来形容，每天都在不停地发生变化，衣服、帽子、鞋子也都不得不随着身体的成长而更换。可见一次体检，其结果并不具有长期意义，体检要定期，这样才更有助于及时发现疾病，而这一点也恰恰是取得良好治疗效果的关键，预防疾病往往比治疗疾病花费的医疗成本低很多，这便是儿童体检的真正意义！

问号 3：宝宝长得结结实实的，简单查查就可以了吧？

原本发育正常的宝宝在专业的健康管理人员指导下，进一步养成良好的健康习惯，不仅可以少生病、少去医院，更能充分激发出心智的潜能，使身体成长得更好，心理发育也更加完善。

婴幼儿时期是宝宝生长发育的"黄金期"。在这个阶段，宝宝的体格、神经、行为、心理发育最为迅速，但自身免疫功能尚未发育成熟，易受营养、疾病、外界环境等各种因素的影响，需要进行听力与视力筛查，营养评估，体格检查，心脏、髋关节等方面的发育情况检查，智商、发育商的测评等。健康管理人员应指导家长做好宝宝的喂养、辅食添加及睡眠习惯的培养。

学龄前期是宝宝的语言、思维、动作和社会交往能力发展的"飞跃期"，这个阶段更应注意宝宝的心理发育评估、口腔卫生等，培养良好的卫生习惯，预防常见病、多发病，如缺铁性贫血、佝偻病、耳鼻喉科疾病（如变应性鼻炎、咽炎、中耳炎）等。

学龄期的儿童与外界环境接触增多，处于内外兼修的"全盛期"，应该着重关注孩子的视力、胖瘦、身高、骨骼发育（脊柱及四肢发育）、生殖系统发育情况等。

青春期是从儿童过渡到成人的一个"神秘期"，这一阶段孩子的情绪多变且不稳定，易产生各种异常心理，应加强对孩子的健康教育、营养指导、卫生指导。青春期身体发育情况和青春期心理健康情况是检查重点。

除了每个年龄段需要着重关注的健康内容以外，如果孩子在换季时出现打喷嚏、鼻塞、鼻痒等症状，一定要带孩子做变应原（又称过敏原）检测；如果孩子有甲状腺疾病家族史，要定期进行甲状腺功能检查和甲状腺 B 超检查；如果爸爸妈妈患有高度近视，要在孩子 3 岁前就关注其视力，进行眼部 B 超等眼科检查……一些看上去发育良好、活泼可爱的孩子，在健康体检中却发现一些隐匿性疾病，所以要做到早发现、早诊断、早治疗，让孩子健康地成长！

常规学校体检 VS 儿科医院专业体检

在许多家长的印象中，孩子每年都在学校或幼儿园进行健康体检，无外乎就是量量身高、测测体重和视力，每年都一样，反正孩子也查不出什么问题，挺健康的。果真如此吗？现在就必须要敲黑板了！孩子的健康体检是不能简单做完了事的。

常规学校体检相对而言属于"地板标"。因为学校体检的项目较为简单，内容大多只包括测量身高、体重、视力、肺活量、血常规检查及心脏听诊等几方面内容，加之受到场地的限制，很多大型仪器、贵重设备无法在学校使用，因此，学校体检算是孩子健康体检的基础线。

儿科医院专业体检则应该是"屋顶标"。首先是权威性。其权威性具体体现在以儿科专家团队为基础，以医疗级别的仪器、设备、试剂为保障，根据孩子所处年龄段的共同特征及每个体检儿童的个体情况，进行全面的健康评估及管理。所以，建议孩子在参加学校体检的同时，还要进行更科学、更全面、涵盖"认知—行为—心理—体格健康"的综合研判和健康管理。

其次是先进性。那么，什么样的儿童体检才算得上具有先进性呢？"够全面、很专业、有温度"，这三点一个都不能少！

1. "够全面"

不难理解，因为人体是由各个组织、器官组成的有机整体，自然，专业的儿童体检一定要全面，才能发现儿童身体方面存在的潜在健康问题或者隐匿性疾病，儿童体检包括但不限于身高、体重、腰围、臀围测量；内科、外科、耳鼻喉科、口腔科、眼科的专科体格检查，血常规、肝功能、肾功能、血糖、心肌酶、尿常规等实验室检查项目，心电图检查，肝、胆、胰、脾、肾等部位的 B 超检查，以及生长发育评估和心理发育评估。

2."很专业"

儿科一直被人们称为"哑科"，这是因为儿童对于一些症状或者情况的表达能力不如成人，需要医生凭借"慧眼"发现孩子的身体问题，这对于医生来说需要具备扎实的专业知识、丰富的经验，才能准确发现孩子在健康方面的细微问题。

3."有温度"

通常孩子一看到医院的白大衣、白墙，或多或少都会有一些恐惧，看病的过程中更有可能连哭带闹，根本不配合。其实，在每个孩子的心里都有一座"梦幻城堡"，在这里孩子感到放松、舒适、快乐。如果能将孩子的"梦幻城堡"变成医院、变成体检中心，那该有多好！干净、整洁、明亮的环境，毫无陌生感。在这座"梦幻城堡"，孩子们不但不会感到丝毫恐惧，体检后甚至会流连忘返。

最长情的告白——为孩子建立健康管理档案

从孩子呱呱坠地、学会走路到摇摇摆摆地走进幼儿园，从孩子蹦蹦跳跳地进入小学到中学毕业，直至迎来激动人心的成人礼，孩子成长的每一步都蕴含了爸爸妈妈满满的爱意。在医院，我们经常可以看到这样的情况：孩子不适、妈妈着急、爸爸焦虑，但当医生询问患儿既往健康状况及治疗情况时，家长或者词不达意，或者一片迷茫，根本无法表述清楚。此时此刻，要是能有一份完整的健康档案，记录着孩子年复一年的健康状况，该对孩子多么有帮助啊！就像一位妈妈曾经和我说过的那样，"等到我家孩子满18岁的时候，我要送他一份用钱买不到的礼物，那就是给他建立一份健康管理档案。"

儿童健康管理档案应该具备完整性、连续性，主要记录孩子的基本信息、生长发育指标（身高、体重、头围、胸围等）、每次的体检（心电图、B超、血液化验、尿液化验等）结果、针对每次体检结果的健康指导及干预措施，还包括孩子的疾病史、手术史、过敏史、心理发育等内容。建立儿童健康管理档案，不仅能比较孩子每年的成长数据以及健康问题的改善情况，还能在孩子生病时，为医生提供客观、准确的资料，有利于疾病的治疗和身体的康复。

最后，给家长们提一点小建议：孩子的每一次健康体检，爸爸和妈妈最好不要缺席，因为你们的爱与陪伴才是孩子最需要的。

（撰稿　苗阳／审校　刘薇）

第二节 获得儿童体检套餐的"点餐技能"

说到带孩子去餐厅就餐，父母的"点餐技能"可是非常在线的。哪家的口味好、哪家是网红店、哪个菜是招牌菜，父母都熟稔于心，能游刃有余地进行筛选和点餐，合理的性价比、完美的荤素搭配，在口味与营养间找到平衡点，碳水化合物、脂肪、蛋白质比例适当等，真可谓是"点餐达人"！但是面对各类儿童体检套餐和项目，父母在选择的时候，就不那么轻车熟路了，甚至会感到迷茫——哪些是必须查的？哪些是广告吹出来的效果？是不是体检项目越多越好？什么样的体检套餐才真正适合自己的孩子？

儿童体检套餐项目那么多，该怎么选？

儿童体检套餐项目应该是根据不同年龄段儿童的特点

制订的，而不应该从孩子出生到发育成熟都一成不变。儿童体检套餐最好是"1+X"模式，即重点突出、特点鲜明的组合式套餐。其中"1"是指各年龄段的基础项目检查，也就是必查项目；而"X"是指进阶备选项目，即根据孩子自身情况，量体裁衣地选择体检项目。"1+X"套餐模式既能保证孩子体检的全面性、综合性，又能结合每个孩子的不同特点，体现出针对性、独特性。

基础套餐项目应该包括：测量身高、体重；内科检查、外科检查、耳鼻喉检查、眼科检查、口腔科检查、心理发育评估、B超检查、心电图检查、末梢血或静脉血标本化验、尿液检查。进阶备选项目包括：眼部B超、眼底照相、甲状腺功能检查、心脏超声检查、变应原筛查、自身免疫疾病筛查、遗传代谢血筛查及尿筛查等。

儿童体检项目之"红黑榜"

红榜 TOP 1：耳鼻喉检查

有的父母认为孩子年龄小，耳、鼻、咽喉不易得病，但真实情况恰恰相反。耳鼻喉科疾病在儿童中发病率很高，轻则影响孩子的学习和生活，造成记忆力减退和学习成绩下降；重则影响孩子的呼吸，如不及时治疗，孩子的健康成长将受到严重威胁。特别是咽喉部，虽然与外界直接相通，但是必须借助于特别的器械和光源才能完成检查。

耳鼻喉科检查可以及时发现孩子是否有变应性鼻炎、外耳道炎、耵聍栓塞、鼻腔黏膜炎症、鼻息肉、扁桃体和腺样体肥大等健康问题。以打鼾为例，成人打鼾会影响睡眠质量以及心脑血管系统；儿童打鼾会因为长期张口呼吸而影响面容，降低颜值，同时还会因为慢性缺氧而阻碍大脑发育。因此，孩子进行耳鼻喉科检查非常有必要！

红榜 TOP 2：尿液检查

如果说眼睛是"心灵的窗口"，那么尿液就是"肾脏的一面镜子"，蕴含着大量的信息。尿常规检查是一项简便、快速、便宜的尿液初步检查，可以为肾脏、下尿路等组织器官的病变和功能状态及一些代谢性疾病诊断提供依据。由于部分肾脏疾病起病隐匿，初期症状不明显，有的孩子平时并没有不适和症状，但是通过毫无痛苦的尿常规筛查就可以及时发现问题。酸碱度（pH）、尿比重（SG）、尿胆原（URO）、尿隐血（BLD）、尿白细胞（WBC）、尿蛋白（PRO）、尿糖（GLU）、胆红素（BIL）、酮体（KET）、尿红细胞（RBC）、尿液颜色（COL）等项目的异常，会让肾小球肾炎、泌尿系统感染、糖尿病等疾病无所遁形。特别是慢性肾小球肾炎，多数起病隐匿，没有特异性症状，如果不能早期发现、及时干预及治疗，可能会加快进入尿毒症期。

正确留尿小贴士：

（1）保证采尿容器清洁、干燥，一般情况下使用医院提供的容器即可。

（2）尿常规检查最好用晨尿（清晨第一次尿），也可以是随机尿，但均要留取中段尿液，也就是排尿时掐头去尾接中间排出的尿，以避免尿标本发生微生物污染。

（3）女孩需要避开经期，以防止经期分泌物混入尿液，造成采集标本的污染，影响检查结果。

（4）若近期服用过药物或者吃过特殊的食物，需要提前和医生说明。

红榜 TOP 3：变应原筛查

过敏是一种"不正常""变化了的"的免疫反应，医学上叫变态反应，指人体对本来不应该发生反应的外界物质（如鸡蛋、牛奶、空气中的花粉、动物皮屑等）发生过度敏感的反应，表现为眼痒、鼻痒、皮肤痒、打喷嚏、流泪等症状，严重者还会出现休克，甚至死亡。

不同的变应原可引起不同的过敏症状：①吸入性变应原可以引起哮喘、变应性鼻炎、变应性咳嗽、变应性结膜炎等疾病；②食入性变应原常常引起腹泻、皮疹等，严重的可以出现休克等过敏反应。虽然过敏具有很强的遗传性，但父母是难以准确判断变应原的。

如果孩子有明显的过敏症状，进行变应原筛查很重要。只有"揪出"变应原，才能有效地"防守"，比如说孩子对某种食物过敏，那就应当立即停止进食这类食物，并予以药物治疗。如果孩子对某些吸入的物质过敏，父母凭主观判断让孩子忌口，不但过敏症状不会减轻，还会由于盲目忌口而导致孩子营养不良。所以，变应原筛查很重要，既是诊断，也是治疗。

黑榜 TOP 1：常规放射性检查

成人体检时会拍胸部 X 线片或者做计算机断层扫描（CT）检查，那么孩子体检呢？请注意，儿童不是缩小版的成人，儿童健康体检有别于成人健康体检，像 X 线、CT 等放射性检查是不应该被列入儿童常规体检项目中的。

在国家卫生健康委发布的《放射诊疗管理规定》中，明确要求不得将 X 线、胸部透视等放射性检查列入婴幼儿及少年儿童体检的常规检查项目中。

由于儿童的骨骼和造血细胞正处于发育和活跃状态，对放射线比成人敏感得多。反复照射，可能会引起机体部分细胞受损，白细胞数量减少、免疫力下降、造血功能障碍等，所以，不需要常规为孩子进行 X 线、胸部透视等放射性检查。

黑榜 TOP 2：微量元素检查

体检时，很多父母会有这样一种心态：一定要为孩子查微量元素，而且必须查出问题才踏实！据说这是因为孩子不好好吃饭，或者看上去没那么结实。其实这种想法并不正确，不建议把微量元素检查作为儿童健康体检常规项目。

首先要知道，人体内除了碳、氢、氧、氮之外的元素均为矿物质，矿物质包括常量元素和微量元素，微量元素在人体内含量不多，不到体重的 0.01%，目前国际上对于微量元素检查并没有一个准确、统一的标准。其次，这项儿科检查早在 2013 年已被叫停！国家卫生健康委已对儿童微量元素的临床检查发出了通知：微量元素检查不宜作为常规体检项目！并且强调：非诊断治疗需要，各级各类医疗机构不得针对儿童开展微量元素检查。不宜将微量元素检查列入体检等普查项目，尤其是对于 6 个月以下的婴儿。也就是说，在常规体检、就医、打疫苗时，给孩子做微量元素检查属于违规操作，对违规开展儿童微量元素检查的医疗机构要依法依规处理！

此外，微量元素检查中最常见的是取静脉血检查，该检查结果只能勉强测出血清中的微量元素含量。实际上，人体的微量元素绝不只是存在于血清中，更多对人体有用的微量元素存在于细胞、组织中，这些组织的元素含量是没办法检测的。那么当您听到这样的检查方法，比如——采手指末梢血？您的第一反应应该是"不可信"！验头发？您的第一判断绝对是"大忽悠"！只要饮食均衡，生长发育正常，没有必要定期给孩子进行微量元素检查。

黑榜 TOP 3：骨密度检查

骨密度检查绝对可以排在儿科检查"热搜榜"的前列，但您真的了解儿童骨密度检查的意义吗？骨密度到底是什么呢？

骨密度，指的是骨骼单位面积里矿物质的含量。骨密度检测在我国被纳入 40 岁以上人群的常规体检内容里。对于中老年人来说，通过检测骨密度可以及时发现骨骼病变和骨质疏松的情况。但对于生长发育正常的孩子来说，常规的骨密度检查完全没有意义！

第一，目前国际上并没有儿童骨密度测量的标准数值。第二，每个医院的仪器不同、测量部位不同、操作手法不同，测量的结果都会不同，所以检测结果并不能准确反映骨钙代谢的情况。第三，成人和孩子骨组织的成分是有差异的。生长高峰期的孩子，骨骼处于拉长、增粗的阶段，骨骼钙化不完全，骨组织中水分含量高，矿物质含量自然偏低。

骨密度低并不说明孩子有什么病症，而是骨骼生长旺盛的标志。所以，对于健康的儿童来说，如果没有反复骨折、骨畸形、X 线提示骨量减少等情况，是不需要常规进行骨密度检查的。合理安排孩子的膳食结构，保证膳食中钙的充分摄入，补充维生素 D，让孩子做到吃动平衡，这才是保持骨健康的"法宝"。

（撰稿　苗阳 / 审校　刘薇）

第三节 儿童体检的"独家秘籍"和"通关密码"

带孩子去体检，就像是去完成一个系列游戏，最好能提前掌握"秘籍"，破解"密码"，这样做，孩子舒服、父母省心，可以确保又快又顺利地完成体检"通关"！

儿童体检第一关：体检需要查什么？

掌握"秘籍"：项目

儿童健康体检项目建议包括测量身高、体重；内科、外科、耳鼻喉科、口腔科、眼科专科体格检查；血常规、肝功能、肾功能、血糖、心肌酶、尿常规等实验室检查项目；心电图检查；肝、胆、胰、脾、肾等部位的 B 超检查；心理发育评估等。这样可以全面地评估孩子的生长发育情况，及时发现孩子的一些潜在健康问题，甚至是隐匿性疾病。

破解"密码"：综合全面

儿童健康体检项目一定要涵盖孩子"认知—行为—心理—体格"健康，这样的综合健康体检才更科学。

儿童体检第二关：多久体检一次？

掌握"秘籍"：频率

结合孩子生长发育先快后慢的特点，如果经济条件和时间允许，建议 1~3 岁的孩子最好每半年进行一次健康体检；4~18 岁至少每年进行一次健康体检。有亚健康问题的孩子需要根据自身情况，结合医生的指导，适当增加体检次数和体检内容。

破解"密码"：选好时机

儿童体检的时机非常重要。一定要注意避免在孩子生病时进行体检，比如孩子在呼吸系统或消化系统感染时进行检查及化验，其结果并不能客观地反映孩子真实的身体状态，可以等孩子痊愈后再进行健康体检。

如果孩子存在以下情况之一，则请务必带孩子去相关的医疗机构排除患有传染性疾病后再进行健康体检：①发热伴出皮疹；②发热伴活禽接触史；③发热或不发热，但存在国家（或世界卫生组织）公布的（某种疾病流行）特殊疫情时的疫区旅游史或相关病人接触史；④有明确的传染性疾病接触史，如手足口病、水痘、麻疹、流行性腮腺炎、猩红热、结核病等。

儿童体检第三关：体检前需要做什么？

掌握"秘籍"：准备

（1）体检前3天，尽量保证孩子清淡饮食和充足睡眠，避免剧烈运动。

（2）体检当天要给孩子穿宽松的衣物，尽量不要穿连体衣裤，因为内科、外科、B超检查等项目需要检查孩子的小肚肚（腹部），如果穿着连体衣裤检查，会造成穿脱不便。

（3）如果孩子的体检项目中包括胆胰B超、肝功能、肾功能、空腹血糖等项目，那么需要孩子在检查前禁食、禁水至少8小时以上，以确保体检结果的准确。

（4）如果体检项目中有尿标本检查，女孩就需要在体检日清晨清洗外阴，现场留取新鲜的中段尿。

破解"密码"：空腹

如果为孩子选择了空腹体检项目，一定要按要求禁食、禁水。原因如下：第一，部分血液化验结果的参考值是根据人体空腹状态制定的，如果取血时孩子没有空腹，则化验结果与参考值没有可比性；第二，腹部彩超要求空腹。因为进食后胆囊会收缩，胆囊壁明显增厚，检查时无法清晰显示形态饱满的胆囊，而且进食后胃肠道会有大量气体，超声不能透过气体，会干扰其他腹部脏器的显像，影响检查结果的准确性。

儿童体检第四关：体检当日怎么办？

掌握"秘籍"：流程

体检当日，父母需要携带孩子的身份证或者户口本及相关的有效证件，为孩子进行体检身份识别。为了让孩子能够以饱满的状态进行体检，尽量在体检日上午 8:00—9:30 到达健康管理中心，避免孩子空腹时间过长。疫情管控期间及特殊时期，父母和孩子一定要戴好口罩，配合医院工作人员，按照相应的要求完成体温测量及流行病学信息调查等项目方可进入医院 / 健康管理中心，按照相应项目顺序逐一进行检查。

体检完毕后，要将体检导检表交给工作人员，他们会检查孩子体检是否有遗漏项目。同时，他们也会告知您体检报告领取方式、网上阅读体检报告的方法以及专家解读报告时间等内容，之后父母和孩子就可以安心地回家了。

破解"密码"：因人而异

体检时一定都要空腹取血、做 B 超吗？大部分孩子可以按照这个顺序进行。但是，对于1～2岁的宝宝，建议优先完成心电图检查，因为心电图检查需要孩子安静地配合。如果先取血造成哭闹或者恐惧，再做心电图就容易造成结果偏差。另外，空腹取血、B超检查后可以进行口腔检查，再适当地喝水、吃早餐，如果孩子的早餐中有巧克力或者带颜色的食物，会造成漱口不净而影响口腔检查。

儿童体检第五关：体检后还需要做什么？

掌握"秘籍"：解读

体检结束，意味着"通关"成功了吗？当然不是，因为后面还有一个非常重要的"关卡"。面对体检报告上面密密麻麻的医学术语，红细胞、白细胞、脂蛋白、肝功能检查的各种酶……箭头指上、指下，这些都是什么意思？自己挨个对照参考值研究吗？这件事爸爸妈妈可不能越俎代庖，一定要由儿科专家结合孩子的体检结果及各项指标进行解读，来正确识别孩子身体发出的"信号"。

破解"密码"：对号入座

体检报告解读及指导大致可以包括以下3种情况：①如果孩子体检结果一切正常，专家会给父母一些关于孩子生活方面的健康指导，帮助孩子保持良好的生活习惯，努力塑造健康的体魄；②如果发现孩子有健康问题，需要做进一步检查，就要预约相应的专科门诊，及早干预及治疗；③如果发现危急值[1]或一些紧急情况，则需要立即协调相关科室，及时为孩子进行治疗。

（撰稿　苗阳 / 审校　刘薇）

注：

1 危急值：出现某些或某项检验结果极度异常时，提示患者可能正处于有生命危险的边缘状态，临床医生需要及时得到各种检查、检验信息，迅速对患者开展有效的干预措施或治疗，可挽救患者生命。如不能给予及时、有效的处理，可能导致严重后果，甚至危及生命，故把这类检查、检验结果的数值称为危急值。

第四节 关于儿童取血那些事

血液化验结果是人们身体健康与否的"晴雨表"，不管是成人还是儿童，体检时都绕不开的就是——取血化验。儿科医院取血台前，大家经常会见到这样的场景，爸爸妈妈手忙脚乱、挥汗如雨，孩子左躲右闪、声嘶力竭……

孩子取血的 4 个名场面

名场面 1：双手按压法。孩子拼命抵抗，不管家长怎么抱、夹、拉都毫无用处，最后只得硬生生地将其按压在取血台上，孩子也只剩下号啕大哭了。

名场面 2：拳脚相加法。任凭家长嘴皮磨破，孩子就是不配合，导致母亲怒不可遏、父亲暴跳如雷，被迫选择使用"武力"解决问题。

名场面 3：蒙眼糊弄法。这是"鸵鸟避难法"的升级版，家长坚信孩子能"眼不见为净"，多采取以双手牢牢地蒙住孩子双眼的方法，直至孩子在挣扎中取完血。

名场面4：许诺贿赂法。对于被宠溺惯了，特别喜欢讲条件的孩子，父母赌咒发誓，只要乖乖取血，给其买玩具、买好吃的、去游乐场……

但是，这些方法真的有效吗？答案很遗憾的是"NO"！

这些方法不但不会对孩子取血有所裨益，反而会让孩子的恐惧感和抵触情绪潜滋暗长，甚至会影响到其成年后对于挫折、痛苦的认知和忍耐。

孩子取血的3个应对招式

招式1：取血部位有讲究

细心的家长可能会注意到，在医院取血时，有时让孩子伸手指，有时又让撸袖子，既然全身的血液都是相通的，为什么要在不同的地方取血呢？其实，无论是取静脉血还是手指末梢血，主要取决于化验项目、所需血量和临床检验室仪器、试剂等因素。

（1）针扎手指（末梢取血）。针扎手指取的是末梢血，适用于所需血量在0.1～0.5 ml的化验项目，包括血常规、血型鉴定、快速血糖检查等。末梢血是微动脉血、微静脉血和毛细血管血的混合全血，取血部位通常为足跟和手指。

月龄过小的宝宝不适宜取指尖血，取血部位为足跟内侧或外侧。如果孩子已经开始行走，足跟的皮肤就会慢慢变厚、结茧，掩盖大部分毛细血管，这时候就不适宜在足跟取血了。

一般幼儿、儿童及成人末梢取血，多在无名指或中指腹内（尺）侧取，这是因为我们的指尖有十分丰富的毛细血管网，相对来说，痛感比较小、安全性高。

（2）针扎血管（静脉取血）。针扎血管取的是静脉血，常用的化验项目包括但不限于肝功能、肾功能、血液激素水平、血脂、电解质、血清酶类等。

月龄≤6个月的宝宝大多首选股静脉（大腿根儿）；月龄＞6个月的宝宝，常选颈外静脉（脖子）；2岁以上的孩子首选肘关节处的静脉以及大隐静脉（脚内踝）。肥胖的孩子一般选择手背部浅静脉。因为这些部位血管相对明显，而且血量比较大。

招式2：取血时候巧配合

（1）坐位取血。大孩子可以自己坐在取血凳上，上身与地面垂直，将手臂稳固地置于操作台面上，肘关节放在垫巾上，手掌略低于肘部，充分暴露取血部位。小宝宝则由家长抱着坐在椅子上，家长将孩子放于双膝上，双脚交叉，夹住并固定孩子的下肢；一手环抱孩子，并夹紧非取血的手臂，扶住取血的手臂，另一只手固定孩子取血侧的手腕。同时家长可以有节奏地握紧和放松孩子的手腕，以确保充足的血流。

（2）仰位取血。当在宝宝头部取血时，多采用仰位。宝宝应躺在取血床上，头部朝向护士，足部朝向家长。家长用上身轻轻压住孩子的身体，双手扶住孩子头部的左右两侧，固定好头部。

（3）取血时，不要给宝宝带手环或脚环，并确保宝宝的衣袖或者裤管没有勒紧手腕或者脚腕，以减少取血后发生出血和血肿的概率。

（4）给孩子做好保暖，有助于穿刺部位血管的扩张（这可能会使局部采血部位增加7倍的血流量）。

（5）取血过程中，不要让孩子喝水或者吃东西，以防因哭闹而引起误吸、呛咳。

（6）很多人第一次取血都会有一种恐惧心理，建议家长提前做好孩子的心理建设，"挫折教育""忍耐教育"都很重要。在整个取血过程中，要给予孩子语言和肢体上的关心，如口头表扬、粘贴有趣的贴纸分散其注意力或者握住孩子的小手予以安慰和鼓励，告诉孩子健康体检和取血是每年要经历的"健康必经之路"，帮助孩子客观、正确地看待取血，缓解其紧张及恐惧，这样不但能让孩子主动配合，而且能为孩子建立良好的保健意识奠定基础。

招式3：取血之后莫大意

取完血之后就万事大吉了？答案是："NO!"如果给

孩子取完血后不注意，很有可能在取血部位形成紫斑或肿块，此时家长一定要做到以下几点。

（1）取血完成后，让孩子即刻松开拳头，用消毒过的棉球压紧穿刺部位，千万不要按揉穿刺点，以免造成皮下血肿，出现"青紫"。

（2）止血后不要用手触摸穿刺点，保持手指清洁，不要乱摸，以免引发感染。

（3）如果取血处有小片青淤和轻微触痛，不要慌张，可在24小时后先冷敷，隔日再热敷，以促进淤血吸收。一般的少量淤血会在3~5天逐渐吸收而恢复正常。

（4）按压止血用过的棉球不要乱丢，应交还给护士或扔在黄色的医疗垃圾箱中。

（5）取血后倘若出现晕血症状，如头晕、眼花、乏力等情况，可饮少量糖水或食用糖果，条件允许的话最好立即平卧，待症状缓解后再进行其他检查。

孩子取血的4个误区

误区1：取血前一天晚饭后不能饮水

很多人认为取血前一晚饮水会影响检查结果，所以即便孩子再口渴，也会在晚饭后被禁止饮水，这样做是不正确的。其实，在临睡前正常饮水也是没有问题的。只要夜里及清晨（体检前）不饮水，先进行取血及B超检查（需要空腹），然后就可以正常饮水了。

误区2：孩子取血不需要空腹

如果进行血常规、血型鉴定等化验检查不需要空腹，但如果需要化验空腹血糖、肝功能、肾功能、电解质、血脂、各种感染标志物、激素水平等项目就需要空腹。

人在进食后血液中许多化学成分会发生改变，严重影响检验值。如进食脂肪含量高的食物后可使甘油三酯升高数倍；食用高糖食物2小时内可使血糖迅速升高。空腹要求至少禁食8小时，以12~14小时为宜，但不宜超过16小时。鉴于取血化验项目的正常参考值来源于正常人群空腹取血后经统计分析的结果，为了检验结果具有可比性，一般要求成人和儿童均需空腹取血。

误区3：孩子取血会造成贫血

取血时，有些家长会问护士要取几管血，一次取那么多血，会不会造成孩子贫血？是否需要多吃一些有营养的补品来补血？这种担心其实是多余的。虽然一次取了几管血，但实际上每个试管的血量仅3~5ml，一般体检所需血量全部加起来都不会超过20ml，而正常儿童体内血液约占体重的8%，且血液会自动再生，所以取血后不用吃什么去补，血液很快就会自行恢复的。

误区 4：晕血（晕针）不用管

晕血（晕针）是生理表现，更是心理现象，和孩子的体质、个性差异有关，而且年龄越大的孩子可能越明显。如果孩子既往有晕血（晕针）的经历，一定要告诉医护人员，以便采取必要的防范措施。要避免在孩子过度紧张、饥饿、疲劳时取血，尽量分散其注意力。

一旦发生晕血（晕针），医护人员会立即停止取血，让孩子静坐休息，口服温开水或糖水，一般在 2~3 分钟后即可恢复；反应严重的要平卧于治疗床上，采用头低足高位，以保证头部供血，必要时行静脉补液及吸氧处理。

孩子取血的 5 个靠谱要求

要求 1：吃好

取血前应保持正常饮食。取血前 3 天开始应尽量避免吃过于油腻的食物，让孩子保持规律的日常生活。取血前应禁食 8 小时以上。

要求 2：睡好

取血前一晚应保证睡眠充足。早晨不宜做剧烈的运动，取血前宜静息至少 5 分钟。因为剧烈运动可使血液中丙氨酸氨基转移酶（ALT）、天门冬氨酸氨基转移酶（AST）等一过性升高，还可引起血中钾、钠、血糖等成分的改变，影响测定结果。

要求 3：早到

取血当天尽量 9 点之前到医院。到得早，取血相对就早。这样就能避免孩子空腹时间太长，否则会因为体内生理性内分泌激素的影响而使其血糖值失真，影响取血结果。

要求 4：放松

恐惧让取血更困难。取血虽然会疼，但程度很轻，尽量消除紧张甚至恐惧心理。取血时要心情放松，避免因为害怕而造成血管收缩，增加取血困难，同时也可避免因为神经血管反射而造成晕厥。

要求 5：轻便

别穿厚衣服。取血当天不要穿袖口过紧的衣服，以免取血时衣袖不易上卷以及止血困难而造成手臂血肿。特别是冬天，孩子穿的衣服较多，最好脱去厚衣服再取血。

（撰稿　苗阳 / 审校　刘薇）

第五节　盘点儿童体检的 8 个经典案例

案例 1：拆除隐匿的"定时炸弹"——脊柱侧弯

众所周知，中国杂技风靡世界，它承载着中国文化内涵、凸显着中华民族精神。杂技，要从儿时苦练，扎实基本功，锻炼柔韧性，这就对孩子的身体素质和应变能力有着超高的要求。

这天，恰逢仲夏，伴着窗外的蝉鸣，在杂技团老师的带领下，20 多个被优中选优录取的小学员高高兴兴地进行入学体检。他们还不知道，在此之前，结合他们未来的职业特点，健康管理中心特地为他们设计了独家体检套餐。

检查的结果让杂技团负责人捏了一把冷汗。健康管理中心的专家借助望、触、叩、听的技巧，结合孩子脊柱 X 线检查，在此批入学的新生中精准筛查出 4 个孩子存在不同程度的脊柱侧弯！

那么，什么是脊柱侧弯呢？

脊柱侧弯，也称脊柱侧凸，是指脊柱向一侧弯曲呈"C"形或"S"形畸形，多发生在胸段或腰段。最常见的症状是双肩不等高和骨盆的倾斜畸形，而且易引起退行性脊椎关节硬化以及腰痛。脊柱侧弯有很多种，包括先天性、特发性、神经肌肉型、椎体病变、脊髓疾病等，其中大部分是无法预防的，只能在早期发现后给予规范治疗。

脊柱侧弯是脊柱疾病最典型的代表。据统计，脊柱疾病已经成为我国最大的隐形疾病之一，人们对其认知处于"三不"状态，即"不知道""不关心""不重视"，而这也成了此病加速蔓延的罪魁祸首。

假设这4个杂技团招录的孩子没有进行这次非常专业的体检、没有及时拆除隐匿在身上的"定时炸弹"。某天，在挥汗如雨的杂技练习场，前一秒，孩子们还在翻转、跳跃……后一秒，人生便被按下"暂停键"，严重者甚至不得不就此终生与轮椅相伴……人生只有一次，健康失而难复得，与其事后亡羊补牢，不如事前筑牢堤坝。

大部分青少年脊柱侧弯出现在学龄期到青春期，逐渐发病，侧弯程度或轻或重，早期多无明显症状，后期则会出现疼痛等不适症状，轻者影响外形美观，乃至影响生活和学习，重者导致胸廓变形而影响呼吸，家长要足够重视！

案例 2：抵抗"坏家伙"——肾上腺肿物的干扰

亮亮（化名）刚刚过完 1 岁生日，便在妈妈的陪同下做了一次全面的健康体检。别看亮亮年纪小，但他乖巧懂事，非常配合，很快就顺利完成了全部检查项目。健康管理中心的专家通过腹部查体，结合 B 超检查结果，指出亮亮的右侧肾上腺区有囊性肿块、右肾积水，需要手术治疗。

内分泌专家指导亮亮完善各项术前检查，调整体内环境。待化验指标达到手术要求，小儿泌尿外科专家针对亮亮术中及术后可能出现的各种情况做了充分的准备，并制订了相应预案，在全麻下为亮亮进行了右侧肾上腺区肿物切除术。术后仅一周，亮亮便痊愈出院了。

肾上腺肿物又是什么呢？

儿童常见的肾上腺肿物有肾上腺皮质良性肿瘤、神经母细胞瘤、神经节神经母细胞瘤等，一般没有明显症状。此外，还有嗜铬细胞瘤、肾上腺转移癌、肾上腺皮质癌、肾上腺囊肿、肾上腺血肿、髓质脂肪瘤、畸胎瘤等。

肾上腺肿物按性质可分为良性肿瘤和恶性肿瘤；按有无内分泌功能可分为非功能性肿瘤和功能性肿瘤；按发生部位可分为皮质肿瘤、髓质肿瘤、间质瘤和转移瘤。无论是哪一类肾上腺肿物，都应该尽早发现、尽早治疗。

案例 3：护送调皮的"蛋蛋"——隐睾"回家"

5 岁的健健（化名）长得胖胖乎乎，非常可爱。在妈妈的陪同下，他做了一次全面的健康体检。健康管理中心的专家在为他查体时发现健健的一侧阴囊空虚，诊断为单侧睾丸下降不全，也就是隐睾，需要及时进行睾丸下降固定术。

隐睾，指的是一侧或双侧睾丸未能按照正常发育的过程从腰部腹膜后下降至同侧阴囊内，是男童最常见的生殖系统先天性疾病之一。正常的睾丸在睾丸引带的牵引下可自肾脏下极一直下降到阴囊内，这一过程一般在妊娠第 30~32 周完成。有些男宝宝，尤其是一些早产儿，在刚出生时睾丸并未在阴囊中出现，此时需要耐心等待。一般随诊观察至 6 月龄，若调皮的"蛋蛋"仍未下降，则自行下降的可能性极小，这时就需要做手术送它"回家"。

为什么要及时护送"蛋蛋""回家"？

精子在睾丸里产生，可以说睾丸是遗传信息的数据库。精子的保存需要合适的温度，阴囊内的温度比人的体温低 1~2℃。可别小瞧了这一点温差，一旦睾丸"高高在上"，就会因高温而受损，导致生育能力下降或不育，甚至可能患有睾丸癌变。

此外，隐睾的孩子还往往合并疝气，一旦发生肠管卡压则容易导致睾丸和肠坏死；隐睾更容易导致腹股沟管内的睾丸扭转坏死，这些都是隐睾的危害。由于阴囊外观的差异，隐睾的孩子易自卑，造成性心理发育扭曲和异常。所以，这类孩子要尽早确诊，尽早手术，及时护送"蛋蛋""回家"。

案例4：发现暗藏的"致命玄机"——心肌致密化不全

糖糖（化名）今年4岁，一双大眼睛忽闪忽闪的，人见人爱，妈妈在微信公众号上看到关于儿童体检的科普文章，想到糖糖一直还没有做过体检，于是预约了一个儿童健康体检。殊不知，这看似简单的举动，竟然挽救了糖糖的生命，因为她的那颗小小的心脏正悄悄地发生着非常危险的变化……

体检时，糖糖一边做心电图，一边躺在体检床上入神地观看着房顶上的投影动画片，很是惬意。健康管理中心的专家却从糖糖的一张看似基本正常的心电图里发现了暗藏的"致命玄机"！经过进一步检查，最终诊断糖糖患有左室心肌致密化不全，必须立即入院治疗。

什么是心肌致密化不全？

心肌致密化不全是以心室内异常粗大的肌小梁和交错的深隐窝为特征的一种心肌病，因主要累及左心室，故常被称为左室过度小梁形成或左室心肌致密化不全。目前，心肌致密化不全的具体发病机制尚不清楚，多数专家认为可能是胚胎时期心肌致密化过程停止所致，似乎与基因变异有关。

为什么要及时住院?

心律失常是导致该病患者猝死的重要原因，目前对心肌致密化不全多是对症治疗。如果出现类似扩张型心肌病的症状，要进行抗心力衰竭、心律失常的治疗；如果出现房颤及其他血栓形成风险时，需进行预防性抗凝治疗，也可考虑使用植入型心律转复除颤器（ICD），甚至是心脏移植。可见，及时发现、及早治疗对于每一个这样的孩子，对每一个有这样的孩子的家庭来说，都是多么的重要啊！可以说，糖糖小朋友的人生能有美好的未来，儿童健康体检功不可没。

案例 5：拒绝大块头肿物——淋巴管瘤"入侵"

岩岩（化名）今年 6 岁，开朗、活泼、有礼貌。这天，妈妈带着蹦蹦跳跳的岩岩来到儿童健康管理中心做体检。当岩岩进行腹部检查时，医生发现了肿物。经过进一步详细检查，最终确定岩岩的腹膜后有大小约为 139 mm × 24 mm × 69 mm 的淋巴管瘤，健康管理中心的工作人员第一时间对接了相关科室，为岩岩的治疗建立了快速通道，争取到了宝贵的治疗时间。

什么是淋巴管瘤？

淋巴管瘤属脉管中淋巴管的发育畸形，如果同一部位既有淋巴管瘤又有血管瘤，就称作脉管瘤属错构瘤。儿童比较多见，而且男孩发病率略高于女孩。淋巴管瘤是胚胎发育过程中某些原始淋巴囊脱离了淋巴系统而异常发育所形成的良性错构瘤。

该怎么治疗？

这类疾病应尽早发现、尽早干预、尽早治疗。一是可以根据瘤体的大小进行药物注射，让瘤体萎缩，这个方法对孩子产生的影响最小。二是可以采取常规手术方法进行摘除；如果瘤体破裂或者产生压迫症状，就需要进行急症处理了。

案例6：单侧肾缺如的秘密

11岁的男孩宾宾（化名）在健康体检中被发现单侧肾缺如！家长听后犹如"晴天霹雳"！好端端的孩子怎么就少长了一个肾？这孩子以后可怎么办啊！

单侧肾缺如真的这么可怕吗？

单侧肾缺如是指一侧肾脏萎缩或者缺失，属于先天性遗传病，大多数孩子可以没有任何临床表现，一小部分孩子在肾功能出现异常时才发现，主要是通过泌尿系彩超明确诊断。

如果孩子没有任何临床表现，可以不进行治疗，家长也不必过分担心。但是，要注意避免应用肾毒性或者肾损伤性药物，如链霉素、解热镇痛药或者止痛药等；避免进行肾脏有创操作，如肾穿刺、肾结石手术取石等，因为一旦正常肾组织受损，可出现肾功能异常的情况；还应避免泌尿系感染，以防逆行感染导致肾脏受损或加重肾脏负担。

最后，重要的事情说三遍，一定要叮嘱孩子注意安全！注意安全！注意安全！不和同学追跑打斗，避免因外伤而造成肾脏损伤。保护好健侧的肾脏，让"形单影只"的它陪伴孩子平安终老！

案例 7：监视"羞答答"的囊肿 —— 肾囊肿"静悄悄"地长

"六一"是孩子们的节日，也是儿童健康管理中心最忙碌的一天，工作人员为孩子们准备了庆祝活动，等查体完成后就可以一起做游戏了。但是，还没等活动开始，B超医生就找到 2 个孩子的家长，说孩子存在肾囊肿！家长们感到非常吃惊，孩子平时没有什么症状，也没有说过哪里不舒服，怎么会有肾囊肿啊？

肾囊肿会引发什么麻烦？

临床多见的是单纯性肾囊肿，一般无明显临床症状，多在查体时发现，这类疾病从表面上看还算比较"乖"的，但实际上却并非如此。

如果囊肿直径小于等于 4 cm 且孩子没有临床症状，建议定期复查、随访；如果孩子出现腹痛、血尿、高血压等症状，则需要进行囊液抽吸术及囊内注射硬化剂治疗；如果囊肿增大并继发感染，或囊肿直径大于 4 cm，出现周围组织压迫症状，引起尿路梗阻，就要考虑进行外科手术治疗了。

案例 8：看清此"毛窦"绝非彼"毛豆"——藏毛窦

8 岁的天天（化名）来到儿童健康管理中心进行体检。在外科查体时，医生摸到天天的后脑勺（枕骨处）有一个异常的硬结，仔细看硬结的皮肤上还有一个小眼儿，天天和妈妈都觉得没有什么，可能就是青春痘从脸上挪到了后面了吧。可经验丰富的医生没有放过这点线索，顺藤摸瓜，竟检查出天天后脑勺长了一个藏毛窦！花生、毛豆倒是听说过，藏毛窦是个什么"鬼"？

究竟什么是藏毛窦？

藏毛窦属于儿童神经系统先天发育畸形，可出现在孩子从枕部到骶尾部间的任何部位，以腰骶部最多见。在皮肤表面出现的瘘口常呈针眼状，周围会有少量异常的长毛、色素沉着或红色血管瘤样的改变。

千万别小看这个瘘口，它会向内、向深处生长，可以穿透所经之处的任何障碍物，包括颅骨、硬脑膜、棘突、椎板、硬脊膜，最后终止于脊髓内、脊髓外或硬脊膜等处。绝大多数藏毛窦的瘘管会在这里形成囊性肿物，还会有分泌物不断产生，从瘘口排出。

瘘口没有感染时，容易被家长忽视；可是一旦发生感染，会直接侵犯到身体的最高"指挥部门"——中枢神经系统，严重者会发展为脑脊膜炎，这无疑是给孩子的健康埋下了巨大的隐患！一旦发现孩子存在这种情况，要赶紧到专业医疗机构去检查，早治疗，早安心。

（撰稿　苗阳／审校　刘薇）

第二章

0~28 天新生儿健康管理

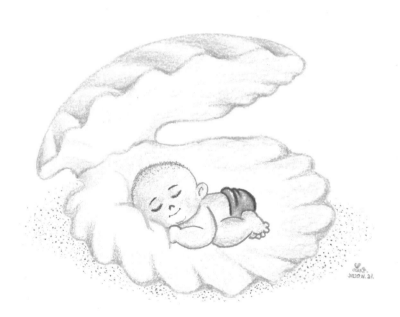

第一节　内科篇

哪个家庭不希望自家宝宝健健康康、充满活力？哪个父母不盼着自家宝宝一切顺利、茁壮成长？然而人吃五谷杂粮，目前来看，想一生不生病也不太现实。知己知彼，方能百战百胜。对于爸爸妈妈而言，如果能从宝宝出生开始便全面了解宝宝的种种需求，对日后呵护宝宝成长就能起到很重要的作用！

经过37～42周的妊娠期，宝宝已经做好离开温暖母体的准备了。于是，从妈妈有规律的宫缩和阵痛开始，随着产程的推进，胎宝宝完成了华丽转身，成为新生宝宝。

由于宝宝刚接触母体外的世界，自身各项机能发育远不成熟，对外界环境的适应能力十分有限，如果宝宝早产、出生体重过低或存在出生缺陷、畸形等，就很容易受到外界环境的不良影响，如病原体感染等，从而影响生长发育，严重时甚至会危及生命。

这一时期的宝宝其关键词有两个，分别是"娇嫩"和"脆弱"，需要爸爸妈妈给予更多的关注和照料，宝宝才能逐渐适应外界环境，并健康成长。而要想了解新生宝宝，可以先弄清楚关于新生宝宝的几个分类标准及健康新生宝宝的一些重要生理特点。

新生宝宝的分类标准

1. 根据出生时的胎龄分类

足月儿（胎龄 37~42 周）；

早产儿（胎龄 28~36 周）；

过期产儿（胎龄在 42 周以上）。

2. 根据出生时的体重分类

正常出生体重儿（体重 2500~4000 g）；

低出生体重儿（体重小于 2500 g）；

巨大儿（体重在 4000 g 以上）。

3. 根据出生时的体重和胎龄关系分类

适于胎龄儿（体重与胎龄相符）；

小于胎龄儿（体重小于相应胎龄）；

大于胎龄儿（体重大于相应胎龄）。

健康新生宝宝的生理特点

宝宝出生后一般会先啼哭数声，随即开始用肺呼吸。出生 2 周以内的新生宝宝每分钟呼吸 40~50 次。

新生宝宝的心率一般是规律的，每分钟 120~140 次，血压多在 50/30~80/50 mmHg 之间。

出生后 24 小时内，宝宝应该开始第一次排尿，超过 24 小时仍未排尿应求助于新生儿科医生。

宝宝第一次排胎便应在出生后 24 小时内，颜色为墨绿色，无特殊气味，无血性物，首次排胎便时间超过 24 小时应进行专业咨询。

新生宝宝出生后体内水分含量占体重的 65%~75% 或者更高，出生后 3~5 天内体重可能会下降 4%~7%，这称为"生理性体重下降期"[1]。

宝宝出生后因皮下脂肪薄、体表面积较大，导致散热较快，体温调节不稳定，腋下体温一般在 37~37.5℃ 之间，宝宝所处环境的室温以 20~22℃ 较为适宜。

新生宝宝会有一系列正常的原始反射，常见的原始反射包括握持反射[2]、拥抱反射[3]、觅食反射[4]、吸吮反射[5]……没有这些反射也不正常。

多数新生儿出生 24~48 小时开始出现皮肤轻微发黄，由颜面开始逐渐扩展至躯干。若出生后黄疸很快遍及全身，持续不消退或退而复黄，都可能是病理性的，需要尽快就诊。

新生宝宝的理想食物——母乳

除非存在母乳严重不足、母亲有不能哺乳的其他疾病或问题，均建议母乳喂养。母乳是宝宝最理想的天然食物，母乳喂养可以为宝宝和妈妈带来很多益处。对于纯母乳喂养，建议至少保证喂养 6 个月，然后逐渐添加辅食。如果妈妈和宝宝都愿意，目前世界卫生组织推荐母乳喂养可以持续到宝宝 2 周岁甚至更长时间。那该如何进行科学的母乳喂养及监测宝宝的生长发育呢？

1. 哺乳四步骤

第一步　宝宝最好在出生后 30 分钟之内吸吮妈妈的乳房。

第二步　宝宝出生 1 小时内开始与妈妈进行肌肤接触。

第三步　妈妈要学会手握乳房，以正确的姿势哺乳。

第四步　让宝宝的嘴放在乳晕处，使宝宝顺畅地吸到乳汁。

2. 母乳量判定

（1）新生宝宝的大便转黄时间。宝宝出生后 24 小时内排出墨绿色大便，排便 1~9 次 / 天，转黄时间 3~15 天。大便转黄延迟可能提示母乳量不足。

（2）新生宝宝排尿情况。宝宝出生后平均每天排尿

6~7 次，意味着母乳量是充足的。如果排尿次数少，尿色呈深黄色或者尿中出现尿酸盐结晶而呈现出砖红色（尿常规检查排除血尿），间接提示母乳量不足。

（3）新生宝宝体重情况。研究显示，分别用纯母乳喂养、混合喂养和配方奶粉喂养的新生宝宝出生 1 周内体重下降 5.5%、2.7% 和 1.2%，称为生理性体重下降。当宝宝体重下降超过 10% 时提示极有可能摄入量不足。

（4）母乳喂养频次、时长。母乳喂养的新生宝宝一般 24 小时内需要吃 8~12 次，通常一侧乳房吃 10~15 分钟，在拍嗝后换另一侧继续喂，一次吃奶需 20~30 分钟。

如何判定新生宝宝的生长发育情况

将不同日龄或者月龄测得的宝宝体重值、身长值、头围值分别绘制成 3 条曲线——生长发育曲线，这样可以非常直观、快速地了解宝宝到底长得好不好。

1. 测体重

0~28 天宝宝的体重应用婴儿专用体重秤进行测量。如果用家庭普通体重秤，通过用成人抱着宝宝测量的数值减去成人单独测量的数值来测量，其误差会很大，很难判断宝宝体重的准确数值。而像巨大儿、早产儿等的体重发育规律和足月儿相比有其自身特点。通过到专业机构测量宝宝体重，绘制属于宝宝自己的体重发育曲线，并与国家标准生长发育曲线对比，可以准确地判断宝宝的体重发育是否达标。

新生宝宝度过生理性体重下降期，到了出生后 2 周左右就可恢复到出生时体重，随后一般每日增长 20~30 g，到 4 周左右时通常可以达到 4.5 kg（男宝宝体重会略重于女宝宝，通常重 350 g 以上）。生理性体重下降期内的宝宝体重下降不应该超过出生体重的 10%，否则提示可能喂养不当或者宝宝自身出现病理性问题。因此，宝宝出生后 1 周内体重下降不超过 10% 时，通常建议每隔 3~5 天监测一次体重；而体重下降超过 10% 时，建议在寻找体重下降原因和寻求改善喂养情况的同时，每隔 1~2 天监测一次体重。

另外还需注意，测量体重时要尽量统一测量条件，比如都是在上午或者下午、都是在喂奶前或者喂奶后，等等，这样测量的数据才更准确。

2. 测身长

测量宝宝的身长通常需要宝宝平躺在一张测量桌上，双腿伸直进行测量。测量 0~28 天宝宝的身长同样应该使用婴儿专用测量设备进行准确测量。足月儿出生时平均身长约 50 cm，出生后 4 周平均增加 4~5 cm（男宝宝会比同龄的女宝宝平均多增加 1.25 cm）。通常建议每间隔 1 周进行测量，借助连续的测量数值绘制宝宝的身长发育曲线，并与国家标准的生长发育曲线对比，来判断宝宝身长发育是否符合标准。

3. 测头围

通常儿科医生会比较重视宝宝头部的发育情况，头围可以反映大脑的发育情况。测量宝宝的头围是指测量绕头一周的最大长度，一般会用带有毫米刻度的卷尺进行测量。测量时让宝宝处于平卧位，将卷尺刻度起点固定在宝宝一侧的眉毛中点，然后让卷尺从同侧耳朵的顶点绕过宝宝头部背面正中可以触摸到一块像鼓包一样的骨头隆起处，再经过对侧耳朵的顶点、对侧眉毛中点后回到刻度起点的位置，所读数值即为头围。由于居家测量头围受测量人主观因素影响较大，而儿童保健科医生通常会使用专用的婴儿头围测量带来进行测量，建议每隔 1 个月左右到专业机构进行头围测量。刚出生的足月儿的头围平均为 35 cm，出生后 4 周平均增长到 38 cm，男宝宝的头围也会略大于同龄的女宝宝，但差距平均不超过 1 cm。

健康体检"八连看"

1. 看面容

当爸爸妈妈第一眼看到刚出生的宝宝时，心里一定充满了激动和期盼，很多人也许更关心宝宝长得像爸爸还是像妈妈。然而，有些事情可比这个重要多了，尤其是如果新妈妈是高龄产妇或属于孕期唐氏筛查高风险的人群，就要格外关注宝宝是否存在"特殊面容"。

有的新生宝宝双眼的间距比常人宽，双眼上下眼皮之间的间隙比常人小，双眼外侧眼角向上斜，双眼内侧眼角皮肤褶皱增多，同时耳偏小，经常张口吐舌，单手或者双手手掌横纹从左到右贯通于全掌（即通贯掌），建议尽早到医院进行染色体核型分析，以排除唐氏综合征（即21-三体综合征）。

2. 看肤色

如果宝宝出生后肤色红润，啼哭有力，呼吸均匀、平稳，吃奶有劲儿，那么，恭喜妈妈，您的宝宝很健康。然而，有的宝宝皮肤苍白，需当心贫血；有的宝宝皮肤红得发紫，要注意新生儿红细胞增多症；有的宝宝皮肤发绀，呼吸浅慢或出现暂停，则提示可能缺氧。

此外，正常情况下，足月顺产宝宝出生后第2~3天开始出现皮肤黄染，一般持续5~7天达到高峰，随后逐渐消退，2~3周左右皮肤黄染基本消退。早产宝宝皮肤黄染可能需要4周左右才能完全消退。倘若皮肤黄染出现在出生后24小时之内，且1~2天迅速蔓延到四肢及手足，或者皮肤黄染消退时间延长，应马上到医院检查，排除病理性黄疸，以免给宝宝造成伤害。

3. 看反应

健康的新生宝宝对外界刺激反应良好，握持、拥抱、觅食及吸吮等原始反射均可以产生，同时还有一种十分常见的原始反射，即惊跳反射——无论是否处于睡眠中，当受到周围环境中突如其来的声音刺激或者被移动时，宝宝会出现双臂伸直、手指张开、背部伸展或者弯曲、头向后仰、双腿伸直、双臂互抱等一系列动作。

惊跳反射是由宝宝的神经系统发育不成熟所致，一般这种反射在宝宝出生后 3~5 个月逐渐消失。请注意：如果惊跳反射出现频繁或者消退延迟，同时宝宝的肢体比较僵硬或者过分疲软，则说明肌张力异常，提示存在神经系统病变的可能，应立即去医院检查。

4. 看睡眠

新生宝宝一天内大部分时间都在睡觉，一般可以睡 20 小时左右。只要宝宝每次睡几个小时就会醒来，并大吃一顿，随后看起来十分满足，那么基本上这种睡眠和清醒的状态是正常的。

然而，有的宝宝一天内很少出现清醒状态，而且不会因为饥饿而清醒过来，看起来十分疲惫、迷迷糊糊或特别容易烦躁，哭声尖厉，拒绝吃奶，即使开始吃奶，但持续时间也很短，吸吮无力，这就意味着宝宝存在健康问题，需立即去医院请专业人士进行评估。

5. 看哭闹

哭闹是新生宝宝的"撒手锏",因为这一时期的宝宝表达不满情绪的唯一方式就是哭闹。除了确保宝宝吃得饱、尿不少、大便正常、贴身衣物舒适,及时拍嗝、更换干爽的尿不湿,也别忘了温柔地抚摸,对宝宝说说话、唱唱歌,或者通过拍打襁褓的方式给宝宝安全感。

宝宝哭闹时需要安抚,爸爸妈妈应给予宝宝更多的关注,但是倘若无论怎样哄,也无法使宝宝停止哭闹,甚至宝宝的哭声变得尖直,乃至歇斯底里,那意味着宝宝的身体出了问题。此外,新生宝宝的哭声应该是洪亮的,一旦哭声发闷或者嘶哑,可能存在舌根或者喉部囊肿、先天性心脏病心脏扩大压迫到支配喉部的神经,以及先天性甲状腺功能减退等疾病。

6. 看吃奶

新生宝宝吃奶过快可能会呛咳,多半与妈妈泌乳速度较快、宝宝吸吮和吞咽功能不协调相关。此时,妈妈应该暂停喂奶,将宝宝竖着抱起来拍背,避免误吸;然后重新调整喂奶姿势,再次尝试哺乳。宝宝一般会逐渐形成适合自己的吃奶习惯,呛咳也随之停止。如果宝宝每次吃奶均出现呛咳,甚至剧烈呕吐,提示呼吸道或者胃肠道可能存在问题。

漾奶及吐奶在医学上统称为胃食管反流。如果是生理性因素所致，如胃的入口相对松弛、吃奶时吞入大量空气等，一般不影响宝宝的生长发育。有的宝宝对母乳中的某些物质不耐受或过敏，有的宝宝存在先天性肥厚性幽门狭窄、先天性巨结肠等消化道发育问题，这些病理因素会导致宝宝吐奶时吐出黄绿色、咖啡色或者血性内容物，甚至出现腹泻、便血和腹胀等，必须立即就医。

7. 看大便

母乳喂养的宝宝其大便多呈糊状、淡绿色或者金黄色，略有酸味，平均每天排便4~5次。吃配方奶粉的新生宝宝的大便多呈淡黄色，平均每天排2~3次。乳糖不耐受的宝宝放屁时肛门周围可能会有少量大便随之排出，也会有较多的泡沫出现，同时肠道内气体增多会引起腹部不适，这种不适（如肠痉挛）可以引起宝宝哭闹。这些宝宝的臀部皮肤也容易出现红肿破溃引起肛周皮炎，严重者还可能导致肛旁脓肿。

宝宝大便中存在奶瓣，往往与蛋白质或脂肪没有被完全消化有关。有的因为新生宝宝刚开始进食母乳或者配方奶粉时肠道功能还不完善，有的则属于肠道功能紊乱，导致蛋白质吸收出现障碍。观察宝宝的排便时要特别注意3种情况：首次排便和大便转黄时间延迟（妈妈是否存在甲状腺疾病，宝宝是否有先天性巨结肠）；宝宝大便颜色如白陶土样（并出现明显皮肤黄染或黄疸消退延迟，警惕存在先天性胆道闭锁）；宝宝大便中混有血性物（尤其注意早产宝宝是否有坏死性小肠结肠炎）。

8. 看脐部

新生宝宝脐带剪断后的脐带残端需保证清洁干爽，待其自然萎缩脱落即可。给宝宝洗澡时可以临时使用脐贴以避免脐带与水接触，给宝宝穿尿不湿时要低于脐部，防止尿不湿对脐部的过度摩擦或者尿湿的尿片浸润脐部引起感染。脐带正常脱落时，脐带残端可能会有鲜血，但很快就会凝固结痂。

如果脐带残端出血不止或脐带脱落时间延长（尤其是宝宝出生后 3 周左右脐带仍未脱落），说明可能存在病理问题。脐带残端基底部皮肤发红、出现黄色带有异味的分泌物，或触碰脐带或者周围皮肤时宝宝哭闹，提示脐带残端可能感染。有的宝宝脐带残端脱落后会形成一小块较软的红色痂块，最好让医生判断是脐部肉芽肿还是脐茸（脐息肉）[6]。

6 个生理现象

1. 白带和假月经

有些女宝宝可能会在出生后 1 周内出现白带或者阴道出血现象，这主要是由于胎儿在母体内受到雌激素影响，造成阴道上皮增生、阴道分泌物增多、子宫内膜增生等情况，胎宝宝出生后，由于不再受到母体影响，体内雌激素水平快速下降，导致子宫内膜剥脱、阴道出现白色分泌物及少量出血。此时不必过度担心，除非新生宝宝阴道分泌物增多且伴有异常气味，或者阴道出血不止，否则无须特殊处理，一般 2~3 天即可消失。

2. 乳房增大及泌乳

有些新生宝宝，无论男、女，由于受到母体雌激素、孕激素、催乳素和催产素的影响，出生后不久即出现乳房肿胀，有的甚至可能分泌乳汁，这类情况大多会在 1~2 周内逐渐消失。如果爸爸妈妈不放心，可以到儿童专科医院完善乳腺 B 超检查，必要时测查宝宝体内激素水平以探究原因。需要特别提醒的是，爸爸妈妈千万不要给宝宝挤乳头，否则可能导致乳头红肿、化脓，严重者可以引起全身感染。

3. "螳螂嘴" 和吸吮小泡

"螳螂嘴" 指的是某些新生宝宝口腔两侧颊黏膜上有时可以见到局限性隆起，而吸吮小泡说的是新生宝宝在上下嘴唇中间部位出现局限性隆起的小泡。其实这些都是宝宝在吸吮时颊黏膜及上下嘴唇的皮肤之间摩擦所致，属于正常现象，爸爸妈妈不用担心，也不能将泡挑破，否则易引起感染。

4. 舌系带过短

有的新生宝宝舌头下面的系带过短，导致宝宝的舌头向前伸、向上抬困难。舌系带过短可能导致宝宝吸吮不稳，影响吃奶，还可能造成日后发音不清楚、清洁牙齿困难等。对于舌头前伸，舌尖呈"W"形或者心形，以及舌头向上无法碰到上牙槽，或者舌头呈"V"形的宝宝，可以考虑舌系带过短的问题。新生宝宝如果存在舌系带连接到舌尖处的情况，即提示舌系带过短，倘若已经影响宝宝吃奶，就需要到医院口腔科就诊，并进行适度干预。

5. 新生宝宝肠绞痛（肠痉挛）

新生宝宝肠道功能发育还不成熟，肠道蠕动不协调，加上食物刺激（不耐受/过敏）以及胃肠胀气，在出生后2~4周可能会出现"3个3"的表现，即1天内累计出现超过3小时的不明原因哭闹，一周累计发作超过3天，累计发作超过3周。每次哭闹不易平静下来，通常哭闹持续20分钟以上，这种现象一般到出生后3~4个月自行缓解，这很可能是肠绞痛（肠痉挛）惹的事。这种哭闹的典型表现为阵发性发作，表情紧张，烦躁，声尖，有时歇斯底里，双手握拳，脸涨红，双腿不时来回伸缩，有时会腹胀，一般发生于傍晚至夜间（17:00—23:00）。宝宝在发作间期吃奶、情绪、玩耍、睡眠均如常，体重增长也不受影响，否则有可能是其他器质性疾病引起的，需要及时就医。

6. "蒙古斑"和"天使之吻 / 鹳咬痕"

新生宝宝的骶尾部[7]、臀部、腰背部经常可以看到成片的青灰色斑块，医学上称之为遗传性黑色素细胞增多症，也就是俗称的"蒙古斑"。这是沉着在皮肤真皮层的色素细胞，与人种的基因编码有关，在 80%~90% 的黄色人种宝宝身上会见到，大约 80% 的宝宝到 6 岁时可完全消退。新生宝宝还有一种特有的皮肤现象为毛细血管扩张，如果发生在面部，称为"天使之吻"，通常会在 1~2 岁内消失；如果在后颈部，称为"鹳咬痕"，一般不会消失。新生宝宝的皮肤娇嫩，爸爸妈妈要格外呵护，而且皮肤的很多问题可能与神经系统发育息息相关，因此当遇到皮肤问题时，要及时带宝宝到医院就诊。

隐秘角落的 5 个高风险问题

1. 惊厥

足月宝宝出生后 28 天内或者早产宝宝出生后纠正胎龄[8] 44 周内出现刻板、发作性的运动，行为和神经系统功能异常，并伴有异常脑电活动，称为新生儿惊厥。早产宝宝发病率高于足月宝宝，低出生体重宝宝发病率高于正常出生体重宝宝。

新生宝宝惊厥一般为癫痫样发作，病因复杂，且多数预后不良。一旦爸爸妈妈发现宝宝经常出现眨眼、斜视、眼球凝视、咂嘴、咀嚼、吸吮、吐沫，或呼吸暂停、呃逆及面色突然改变、意识改变，肢体出现蹬踏、划船、拳击样动作；肢体被肌肉牵拉，出现有节律且重复的伸张、颤动；肢体或者躯体保持某种姿势（僵硬），头眼偏斜，四肢强直性伸展，上臂内收并内旋，前臂伸直并过分旋前，髋内收、内转，膝伸直，颈后仰呈角弓反张等，一定要尽快带宝宝到儿童专科医院就诊，最好能将宝宝当时的异常表现拍摄下来，以便帮助医生尽快确诊。

2. 黄疸

新生宝宝出现皮肤黄染，大多数为生理性黄疸过程，通常可以在 2~4 周自行消退。宝宝顺利退黄的关键是合理的喂养和良好的排泄，当这些和体内红细胞新陈代谢速度相匹配，黄染通常会在一定时间内自行消退。

相当多的病理因素也可以使宝宝出现黄疸，严重时可以引起胆红素脑病。病理性黄疸是指宝宝出生后 24 小时以内出现的黄疸，黄疸程度重，皮肤的黄染范围可延及四肢、手足，黄疸持续时间长达 2~4 周甚至更长。无论是早产宝宝还是低出生体重宝宝，爸爸妈妈都要密切关注皮肤黄染的进展情况。一旦出现皮肤黄染程度快速加重（尤其是出生后 7 天之内）、消退延迟或者退而复现，或者宝宝皮肤黄染的同时存在体温、食欲及精神状态的改变，一定要立刻到医院就诊！

3. 腹胀

新生宝宝通常在吃奶后不久可以见到轻度的腹部膨隆。此时如果轻触宝宝腹部，会觉得比较柔软，而且宝宝没有出现异常哭闹，在下次吃奶前腹部膨隆明显缓解，则并非异常现象，只是与宝宝吃奶时伴随气体吸入、宝宝吃饱后胃部充盈以及消化道分解吸收蛋白质或者乳糖类物质后产生的气体充满胃肠道有关。

单纯的一过性腹胀并不影响宝宝的睡眠、食欲、排尿、排便、精神状态及生长发育。但如果宝宝在腹胀的同时出现其他不适症状或体征，比如吃奶差、明显呕吐、大便性状和排便次数异常、剧烈哭闹及体温异常等，就要警惕出现新生儿坏死性小肠结肠炎。

4. 泪囊炎

如果新生宝宝出现眼屎增多的现象，最常见的原因是由于先天性鼻泪管阻塞引起的泪囊炎。新生宝宝的鼻泪管管腔细小，且功能发育不成熟，宝宝哭闹时泪水会形成白色物质黏附于眼睛上，这种情况一般会在出生后3周左右自行缓解。

如果宝宝的眼屎明显增多，尤其是眼屎带有特殊气味、颜色异常或者眼眶周围出现红肿，轻轻碰触其眼眶周围宝宝会大声哭闹，则宝宝很可能出现了眶周蜂窝织炎感染。

5. 皮毛窦

皮毛窦又称为藏毛窦，属于先天发育畸形，是指在新生宝宝的骶尾部可以见到皮肤局限性凹陷，并存在针眼大小的瘘口。瘘口周围常有毛发生长、色素沉着或者毛细血管瘤样改变，有的瘘口上方还可见到脂肪瘤凸出。

骶尾部皮毛窦通常可与脊柱裂、脊髓裂伴发，如果没有发生感染，皮毛窦十分容易被忽视，但如果发现瘘口有异常分泌物流出，那就意味着已经感染，需要尽快治疗。

（撰稿 孙超 / 审校 刘薇）

注：

1 生理性体重下降期：新生宝宝出生后因丢失较多机体细胞外水分而引起一过性体重下降，但体重下降不应该超过 10%。4~6 天后，由于母乳喂养逐渐充足，宝宝体重下降速度减慢，甚至开始逐渐回升。宝宝出生后 10 天左右可恢复到出生体重，随后每日增加 20~30 g，满月时体重可能比出生体重增加 1 倍，若出生后 1 周内下降的体重超过出生体重的 10% 或者 2 周内体重仍未恢复到出生体重，甚至体重呈持续性下降趋势，均应就医。

2 握持反射：新生宝宝与生俱来的一种原始反射。当用手指轻轻抚弄新生宝宝的手掌时，宝宝会快速握住手指不放，这称为"掌握持反射"；当用手指搔弄宝宝的脚底时，也会出现同样的反应，称为"足握持反射"。其中掌握持反射在出生后第 5 周最明显，出生 5~6 个月后逐渐消失，取而代之的是主动抓握。足握持反射可以持续到出生后 9~12 个月。如果在这个时间段内该反射减弱或长时间不消失，则提示可能存在脑损害，应立即就医。

3 拥抱反射：新生宝宝的一种原始反射，也是一种防御性反射。如果新生宝宝突然变换头部姿势，尤其是后仰，或者突然受到巨大的声音刺激，就会出现双臂向两侧伸展，手张开，然后迅速回收手臂抱在胸前，接着可能大哭。该反射在不同的宝宝身上表现程度会有很大的不同，通常在出生1个月内的宝宝中最常见，出生2个月以后消失。如果一侧上肢的拥抱反射消失，可能是该侧上肢神经损伤或者该侧锁骨骨折所致，一旦发现问题，应立即就医。

4 觅食反射：当用手指触碰宝宝的面颊或者嘴唇时，宝宝会将头转向手指触碰的方向，并呈张口觅食状。这种原始反射主要是帮助宝宝在吃奶时找到乳头，是一种先天性原始反射，通常在出生后4个月左右消失。出生1个月内的宝宝如果出现觅食反射减弱或者消失，主要是由于脑功能发育不成熟或者出现抑制。如果宝宝睡眠异常增多且不易唤醒，或者与以往的吃奶习惯（包括单次喂养时间和喂养间隔）相对照，宝宝觅食不积极、长时间没有饥饿感，应立即就医。

5 吸吮反射：当用乳头碰触宝宝的嘴唇时，宝宝首先会用嘴唇含住乳头附近深色的圆形区域，随后将乳头含在自己的舌头和上腭（俗称上牙膛）之间开始吮吸乳汁，这是一种生存反射。实际上宝宝在妈妈肚子里的时候就已经具备这一能力。一般来说，出生1个月内的宝宝需要在觅食、吸吮、吞咽和呼吸等过程中不断地锻炼才能使整个吃奶过程变得顺畅。有些宝宝需要一段时间来练习吸吮。如果宝宝的吸吮没有力量，或者吸吮乳头或者奶瓶时妈妈感觉不到涨奶的减轻或者奶瓶中奶量没有减少，则需要带宝宝去医院检查是否存在隐性腭裂这一很难发现的上腭畸形。

6 脐茸（也称脐息肉）：通常宝宝出生后1~2周脐带残端会自然萎缩脱落，如果出生3周以后仍未脱落，称为脐带脱落延迟，需要找新生儿外科医生处理。当宝宝脐带残端脱落后，如果仍然残存一部分胚胎时期的身体组织，并形成了息肉样增生物，有时还会流出淡黄色的液体或损伤时流出血性物质，则称为脐茸。出现这种情况时同样需要找新生儿外科医生处理（烧灼并消毒）。

7 骶尾部：指人体脊柱末端的骶骨和尾骨融合成的三角形区域在身体表面的投影部位，通常是在腰部和两侧臀部之间呈倒三角形的体表位置。

8 纠正胎龄：早产儿的年龄不是从出生开始计算的，而是从预产期开始计算的。预产期足月是指怀孕满37足周，那么如果是34周早产儿的话，出生3周时只相当于纠正胎龄刚刚出生。因此，如果一个34周早产儿出生3个月（12周），只相当于纠正胎龄9周龄大小。

第二节 外科篇

经过 10 个月的等待，产房内传出悦耳的哭声，一个新生命呱呱坠地，从此，宝宝开始在爸爸妈妈的呵护下感受这个多彩的世界。

从脐带结扎到出生后满 28 天，这段时间在医学上属于新生儿期。宝宝的每一次啼哭、呼吸、心跳都是在向这个世界"打招呼"，在这种特殊的交流模式下，爸爸妈妈应该注意宝宝发出的一些"特殊信号"，及时做出判断，以帮助宝宝健康成长。

健康体检"五连看"

1. 看吃奶

新生宝宝体重增长快，营养供给更要及时，按需进行母乳喂养或适量配方奶粉喂养，从少量开始，逐渐增加。

新生宝宝易发生溢乳，主要表现为少量的乳汁反流入口内或溢出口腔，这种情况一般无须特殊治疗，随年龄增长可自愈。每次喂奶以后要给宝宝拍嗝，尽量让宝宝睡觉时头稍侧一些，防止吐奶后误吸。

倘若出生后宝宝口吐白沫，开始喂奶时便发生呕吐、呛咳，同时伴有嘴唇青紫，则可能有食管闭锁；出生后1~2天出现呕吐，呕吐物为泡沫样或咖啡色液体，则可能有咽下综合征、消化道畸形和消化道出血；出生后2~4周出现呕吐，且呕吐进行性加重，呈喷射状，吐出物中有乳凝块而无黄绿色液体，考虑肥厚性幽门狭窄等。呕吐会影响营养的吸收，导致发育迟缓，且经常是某些严重疾病的早期表现，因此频繁呕吐的宝宝应及时就医、早期诊断治疗。

2. 看排便

新生宝宝的大便应是什么样的？每天应该排便几次呢？宝宝出生后24小时内第一次排便，称为首排胎便，呈墨绿色黏稠状。吃奶后，宝宝的大便在48~72小时转为黄色。若宝宝首排胎便时间及大便转黄时间均延迟，同时出现呕吐及腹胀，应警惕先天性巨结肠及其他消化道畸形。留意宝宝有没有正常的肛门开口及外观。

全身皮肤发黄且逐渐加重的宝宝如果出现白陶土样大便，应检查是否先天性胆道闭锁。如果每天排便次数较以前增多或大便中水分过多、粪质不均，宝宝可能患了腹泻。如果宝宝数天不排便且每次排便的时候都会哭闹或表情痛苦，则可能有便秘，顽固性便秘会使正常的肠管发生扩张变性而失去功能。

3. 测体温

新生宝宝正常体表温度（腋温）为 36~37℃，正常核心温度（肛温）为 36.5~37.5℃。当新生宝宝的核心温度高于 37.5℃，即为发热，常伴有面色苍白、皮肤发红、无食欲、出汗、烦躁、哭闹等症状。

发热往往提示一些疾病，比如呼吸道感染、脑膜炎、肠炎、颅内出血、软组织感染等。新生宝宝对发热的耐受性差，体温过高可引起心动过速、呼吸急促、呼吸暂停，严重者会导致惊厥、脑损伤甚至死亡，需及时就医。早产宝宝、低体重（< 2.5 kg）宝宝体温不升，还可出现硬肿[1]。

4. 看肚脐

新生宝宝的脐带一般在出生后 2 周内脱落，脐带未脱落前要注意检查包扎脐带的纱布有无渗血。保持宝宝脐带及其周围清洁干燥直至脱落，可让脐带暴露于空气中，或盖上清洁、宽松的衣服，每日用碘伏涂脐。如果脐带被尿、粪污染，应及时用清水冲洗，并用碘伏消毒。注意是否有感染迹象，如果发现肚脐周围红肿，分泌物中有血或脓，就不能自己在家处理了，应立即就医。

如果在宝宝哭闹或便秘时发现其脐部有凸起的可复性肿物，就说明长了脐疝。脐疝通常无痛，在宝宝安静时挤压肿块可消失，家长可自行外用脐疝带治疗。如果宝宝腹股沟处出现肿物并剧烈哭闹，肿物不能回纳，需及时就诊。

5. 看皮肤

新生宝宝皮肤娇嫩，容易感染，特别是颈下、腋下、大腿根部和臀部。家长每天应给宝宝做好清洁，勤换尿布，用温水洗澡。切勿挤压宝宝的乳头，以防感染。女宝宝外阴部冲洗应由前到后，防止肛门周围的粪便污染阴道及尿道。

宝宝洗完澡后家长要用干毛巾擦干身体，注意皮肤褶皱处的护理，同时检查全身有无皮疹、红肿及硬结等。肛门周围如反复出现单个甚至多个小肿物，破溃后可见脓液流出，那很可能就是肛周脓肿。

隐秘角落的 6 个高风险问题

1. 坏死性小肠结肠炎

如果新生宝宝便中带血（血丝、小血块或血性黏液），同时反应迟钝、拒乳和腹胀，尤其是早产或者有分娩缺氧、呼吸暂停病史的宝宝，可能有坏死性小肠结肠炎[2]、肠坏死。

2. 先天性巨结肠 [3]

先天性巨结肠是导致新生宝宝肠梗阻和婴幼儿便秘的常见原因，表现为宝宝粪便排出延迟，出生后超过 24 小时未排胎便，甚至出现呕吐、腹胀。如果宝宝食欲下降、排便异常，长此以往会导致营养不良、发育迟缓等。如果宝宝突然出现严重腹胀、排便有腥臭味甚至便血，应考虑合并肠炎，这是一种凶险的并发症，甚至会危及生命。

3. 先天性肥厚性幽门狭窄

有的宝宝在出生后 2~4 周内开始出现呕吐，且呕吐进行性加重，呈喷射状，呕吐物中有乳凝样奶瓣而无黄绿色液体，伴有酸臭味，每次呕吐完食欲依然旺盛，但体重增加不明显，甚至减少，同时大小便次数也减少，这就很可能存在先天性肥厚性幽门狭窄 [4]，典型者甚至面黄肌瘦，像个干老头。

4. 新生儿嵌顿疝

有些家长突然间发现宝宝（尤其是早产宝宝）的大腿根处出现肿物，并出现异常哭闹，甚至呕吐、便血，这就可能是发生了新生儿嵌顿疝。如果引发肠坏死、睾丸坏死等，要及时手术。

5. 感染

新生宝宝的免疫系统发育不成熟，功能尚不完善，容易遭受各种感染，且常无特异性表现。宝宝可能出现烦躁或反应迟钝、嗜睡、哭声无力甚至昏迷；吸吮力减弱，甚至拒乳；少数情况会发热，多数情况体温正常或降低，末梢循环差，皮肤发花，手足冰凉。此时，需要高度关注的部位是脐部、指（趾）甲沟、乳房、肛周，偶尔会隐匿凶险的皮下坏疽，有时可能有肺、肝、脑、泌尿系统、肠道等内脏病变。

6. 胆道闭锁

新生宝宝皮肤黄染很常见，但如果宝宝出生后持续存在黄疸，同时大便呈灰白色，逐渐出现食欲差、易出血、易感染、全身水肿等情况，就要当心胆道闭锁了。如果确诊，应及时接受手术治疗。

（撰稿 杜晓斌 / 审校 张保刚）

注：

1 硬肿：这是由于寒冷损伤、感染或早产引起的一种综合征，其中以寒冷损伤为最多见，称为寒冷损伤综合征。此综合征以皮下脂肪硬化和水肿为特征，多发生在寒冷季节，多见于发生重症感染、窒息、早产及低出生体重的宝宝。严重低体温、硬肿症者可继发肺出血、休克及多脏器功能衰竭而死亡。

2 坏死性小肠结肠炎：是一种获得性新生宝宝肠功能紊乱，是由发育不全的肠壁受到血管、黏膜、代谢及其他未知因素联合作用的刺激导致的严重肠损伤，为终末期。

3 先天性巨结肠：又称肠无神经节细胞症，是导致新生宝宝肠梗阻和便秘的常见原因，其特点是肠黏膜下神经丛和肌间神经丛神经节细胞缺如，肠管丧失蠕动功能而导致肠梗阻。该病与基因结构异常有关。

4 先天性肥厚性幽门狭窄：该病因幽门肌肥厚、腔道狭窄导致局部机械性肠梗阻，是新生宝宝常见的消化道畸形，典型症状为非胆汁性的喷射性呕吐、胃蠕动波和右上腹肿块。

第三节　心理科篇

　　您可能还不知道，当胎宝宝蜷缩在妈妈的肚子里时，妈妈的心跳声就是他的最佳催眠曲，"扑通""扑通"，美妙的节律让小家伙倍感安全。

　　宝宝出生后的第一个月，对宝宝和新手妈妈来说都是一个不小的挑战。妈妈当然很辛苦，既要哺育宝宝，又要产后恢复，所以妈妈们一定要关心爱护自己，避免产后抑郁。与此同时，小宝宝又在怎样努力地成长呢？

健康体检"四连看"

1. 看感知觉的发育

　　新生宝宝已有视觉感应功能，喜欢看黑白图案或颜色对比强烈的图案，视线范围在 20～30 cm，也就是相当于妈妈把宝宝抱在怀里喂奶时，妈妈的脸和宝宝的脸之间的距离，所以宝宝最喜欢看的就是妈妈的脸。在安静、清醒状态下，宝宝可以短暂注视，视线可以追随移动的物体。妈妈可以拿一个颜色鲜艳的玩具从距离宝宝脚上方10~15 cm处向其头部移动至距脸25~30 cm处，有些宝宝能在视线内注视玩具。如果将玩具从宝宝头部一侧慢慢移动到头部另一侧，再把玩具移向头部中央时，有的宝宝两眼可跟随着看。

宝宝出生时鼓室无空气，听力差，出生后3~7日听觉已相当良好。妈妈也可以自己检查一下宝宝的听力。当宝宝清醒时，妈妈可以在距离宝宝耳后两侧5~7.5 cm处分别轻轻摇铃2~3次。宝宝的反应可能是短促的，也许只是短暂停止呼吸或者面部出现表情，如眼睛睁大、皱眉、微笑或者活动减少等，这些都是听力正常的表现。

宝宝出生时味觉发育已经很完善，嗅觉中枢与神经末梢也已基本发育成熟，可以凭借味觉和嗅觉将母乳与其他液体区分开。宝宝天生喜欢甜味，而酸味或苦味则会使其皱鼻子，呈现痛苦状。

触觉是宝宝最重要的皮肤感觉之一，宝宝一出生就会被放在妈妈胸部或上腹部，跟妈妈进行第一次亲密接触。出生后，妈妈每一次拥抱宝宝都可以有效促进宝宝的生长发育，宝宝会通过妈妈的拥抱感知到妈妈的温度，同时产生舒适和安全感。新生宝宝的眼、口周、手掌、足底的触觉已很灵敏，而前臂、大腿、躯干的触觉则较迟钝。触觉也是引起某些反射的基础，比如当妈妈轻轻用手触碰宝宝的口角或嘴唇，宝宝会将头转向接触的方向，做出寻找乳头的动作，这就是觅食反射。吃奶是新生宝宝最重要的活动之一，吸吮也是一种反射，宝宝出生前就已具备这项能力，只要将乳头放进宝宝口中，宝宝就会自动吮吸。新生宝宝已有痛觉，但比较迟钝。宝宝出生时温度觉已很灵敏。

2. 看表情的发育

哭是新生宝宝最擅长的"语言"，也是宝宝跟父母交流的主要方式。新生宝宝会用哭来表达自己的需求，比如饥饿、不舒服，尿布湿了会哭，受到惊吓也会哭。这时除了哭，宝宝也会用眼神跟妈妈交流。当宝宝处于安静、清醒状态时，妈妈抱起宝宝，与宝宝面对面，宝宝会注视妈妈的脸，当然这并不持久，同时其喉咙里可能会发出细小而柔和的声音。

当妈妈对宝宝点头、说话时，宝宝可能会看着妈妈的脸，同时其活动减少或者停止吸吮。当妈妈在宝宝能看到的地方走来走去，宝宝的眼睛也会跟随转动。还有一个重要的变化是笑，宝宝的第一次微笑和第一次出声笑虽然都是出现在熟睡时，但最美妙的莫过于满月时，宝宝在清醒状态下对妈妈展露笑脸。

3. 看运动的发育

宝宝刚出生 1~2 周内的动作是无规律、不协调的，显得很笨拙。当把宝宝置于面朝下的俯卧位时，宝宝能将头转向一侧。如果逗引其抬头，有些宝宝可以勉强把头抬起到面部刚好离开床面或下巴离开床面约 2.5 cm 的程度。

新生宝宝手指的动作幅度很有限。宝宝醒着的时候，两手以握拳为主，拇指放在其他手指外面。当妈妈用拨浪鼓去碰宝宝握拳的手指时，宝宝的手会握得更紧。撬开宝宝的手指，把拨浪鼓放在宝宝手中，宝宝可以靠着床被动地把拨浪鼓拿在手中一会儿，随后又放开拨浪鼓。

让宝宝处于自然仰卧位，当宝宝的头转向一侧时会出现颈肢反射姿势，即头转向的那一侧上下肢伸直，而对侧上下肢屈曲，这个动作也称为"搭弓射箭"。

4. 看情绪、情感的发育

新生宝宝的情绪表现特点是时间短暂、反应强烈、容易变化、外显而真实。宝宝出生后因不适应外部环境而有不安等消极情绪，而妈妈的哺乳、拥抱、轻轻摇动、抚摸可以使宝宝感到愉快。宝宝的一切生理需要均依赖妈妈，因此宝宝会逐渐建立起对妈妈的依赖和信任，久而久之对妈妈产生依恋，而建立安全型依恋对宝宝的健康成长至关重要。新生宝宝是没有自我意识的，以"无意注意"[1]为主。宝宝出生后会表现出某种性格特征，有的宝宝很活跃、容易急躁，有的宝宝较安静、反应较平静，还有的宝宝介于两者之间。妈妈越早发现宝宝的这些性格特征并做出适当的回应，和宝宝的相处也就会越顺畅。

出现以下情况应及时向医生咨询，如宝宝在强光的照射下不会眨眼；不注视人脸，不追视移动的人或物品；对很大的声音没有反应；不会吮吸，吃奶很慢；四肢很少活动，看起来很僵硬，或者四肢松软无力。

隐秘角落的 2 个高风险问题

1. 无缘由哭闹

每个宝宝都会哭，哭对宝宝来说有很多含义。但是妈妈可能会发现宝宝有时哭是没有明显缘由的，既不是饿了、尿布湿了、烦躁或者刚刚睡醒，也不像身体不适。这时无论怎么哄抱、摇动、抚摸都不能让宝宝停止哭闹，往往把新手妈妈弄得手足无措、满头大汗。解决新生宝宝哭闹的最好办法是立即给予回应，不用担心会惯坏宝宝，这么小的宝宝是不会被宠坏的。以下小妙招有助于解决宝宝的无缘由哭闹：把宝宝竖着抱起，让宝宝靠在妈妈肩上；轻抚宝宝的头或后背；唱歌或跟宝宝说话；放点轻柔的或有节奏的音乐；用婴儿毯将宝宝温柔地包裹起来；把手放在宝宝的腹部或握住宝宝的手臂。

2. 白天睡、夜里欢

新生宝宝是没有昼夜节律的，无论白天还是夜里，宝宝每隔 3~4 小时都要吃奶。有些宝宝白天睡得较多，到了晚上反而更精神，吃完奶要玩上好一阵子才睡。虽然宝宝的睡眠生物钟是随着月龄增长逐渐形成的，但妈妈还是可以尽早培养宝宝的昼夜节律。比如白天宝宝睡眠超过 3 小时，妈妈应该叫醒宝宝并喂奶，跟宝宝玩、说话、交流，给予一些视听刺激或进行身体的抚触。夜间少打扰宝宝，尽量不开灯，喂完奶、换过尿布后立刻让宝宝睡觉，不要跟宝宝玩，这样可以培养宝宝白天少睡、晚上多睡的习惯，让宝宝逐渐形成昼夜节律。

（撰稿 / 审校 于情）

注：

1 无意注意：指自然发生的、不需要任何努力的注意。

第四节　眼科篇

刚出生的宝宝大多数时间都处于睡眠状态，似乎没有时间睁开眼睛，即使睁开眼睛，眼神也比较游离，不知道是不是在看妈妈，或者是否看到了妈妈。

此时此刻，新手妈妈也许会比较紧张，甚至会担心宝宝的眼睛出问题。别担心，看了下面的内容，您就会对新生宝宝常见的眼部疾病和发现疾病的方法有所了解。

健康体检"四连看"

1. 看眼睑（眼皮）的颜色

中国人正常的皮肤颜色通常是黄白色，但是有的宝宝的眼睑（眼皮）皮肤可能是红色的，既可能呈扁平样，也可能是隆起的。宝宝哭闹时眼睑的红色部分隆起会更明显，这种情况要高度怀疑血管相关疾病，如血管瘤、鲜红斑痣等。随着年龄的增长，部分宝宝可能会自行消退，如果未消退，严重者会引发青光眼（详述见后）。

2. 看视功能（视力和运动）

宝宝刚出生时视力还是很差的，视力表测量大约只有 0.04，最远只能看到离眼睛 30 cm 左右的物体，也就是常说的手动视力（只能看到眼前手指晃动），相当于喂奶时妈妈眼睛与宝宝眼睛之间的距离。宝宝此时还是个"半色盲"，仅能区分黑色、白色和红色，所以对鲜艳的颜色会更感兴趣。此外，宝宝的双眼还不能协调地转动，也不会聚焦，眼球运动是随机的，因此有时会表现为内斜（"黑眼球"向内眼角偏斜）或外斜（"黑眼球"向外眼角偏斜），这是视力发育过程中的正常现象，家长不必担忧。倘若宝宝 3 月龄左右仍然有双眼不协调现象，那就需要到眼科进行检查了。

3. 看泪液（量和颜色）

有的宝宝出生后单眼或双眼似乎总是含着眼泪，好像哭过似的，有时候还伴有黄色的脓性分泌物，甚至连睫毛都粘在一起，这很可能是先天性鼻泪管（引流泪液到鼻子的管道）阻塞引起的，一旦合并感染，就会导致泪囊炎。泪囊炎早期可按摩泪囊，使用抗生素眼药水，若用药治疗 4~6 个月仍无改善，可能就需要做手术。尽管大多数问题可以通过泪道探通术解决，但有一种泪囊炎容易合并严重感染而成为急性泪囊炎，此时需要进行全身输液抗感染治疗，否则可能会引起全身感染，导致患上败血症而危及生命。

还有一种称为脓漏眼的严重结膜（上下眼皮里面的黏膜）感染，多发生在出生后几天的宝宝身上。这种疾病表现为数分钟内有大量黄色脓性分泌物从眼睛里涌出，擦除后很快又会大量产生。这是一种严重的感染性疾病，顺产的宝宝比较容易发生，主要是产道感染所致，必须及时治疗，否则可能引起角膜穿孔，甚至失明。

4. 看眼球（大小和颜色）

正常情况下新生宝宝的两个"黑眼球"的大小是一致的，角膜（也就是"黑眼球"部分）直径为 10 mm 左右，倘若直径大于 11 mm 或直径小于 9 mm，或者发现宝宝的两个黑眼球大小不一致，建议请专业医务人员确认，排除先天性小眼球、先天性小角膜或先天性青光眼等先天发育问题。

中国人的"黑眼球"看上去绝大多数是棕黑色的，如果宝宝"黑眼球"发白，需要排除先天性角膜白斑、Peter 综合征（一种角膜和眼球内部异常的疾病）。如果透过"黑眼球"发现"黑眼球"里面发白，那有可能是患上先天性白内障（详述见后），应当及时带孩子去医院检查、确诊。

隐秘角落的 3 个高风险疾病

1. 早产儿视网膜病变

这类疾病多发生于孕周小于 32 周或出生体重小于 1500 g 并且有吸氧史的新生宝宝身上。因为早产宝宝的视网膜血管发育不完全，出生后一旦血管向周边移行停止（即视网膜血管不能向视网膜周边发育），会导致视网膜周边没有血管覆盖，这样就会触发纤维血管增殖，从而导致视网膜出血和牵拉，会进一步发展为视网膜脱离（视网膜和眼球分离），严重影响宝宝的视力，甚至致盲。因此，定期带宝宝进行眼科检查至关重要，这样能及时发现病变并给予治疗，降低致盲风险。

2. 先天性青光眼

当妈妈看到宝宝的眼睛又大又圆时，心里自然欣喜，大眼睛的宝宝非常讨人喜爱，但如果这双大眼睛总是爱流泪，而且特别怕光，那可要警惕了。这可能是先天性青光眼，主要是由于眼球内压力增高导致"黑眼球"变大（把眼球想象成一个气球，压力增大会使气球膨胀变大），同时眼内压增高（眼内循环的液体生成过多或排出过少）可引起视神经损伤，从而造成视力下降，严重者会致盲。药物治疗只能暂时降低眼压，最终还是需要手术治疗，为眼内液体回流重新建立通路，以减少视力及视功能的进一步损害。即便做了手术，术后还是需要终身定期做眼科检查，严密观察病情变化。

3. 先天性白内障

先天性白内障多发生在宝宝刚出生时或出生后不久，可单眼或双眼发病，是先天的晶状体（把眼睛想象成照相机，晶状体就相当于照相机的镜头，是眼球内部的透明组织）混浊，患儿主要表现为"黑眼球"中心区域有白色混浊，有的宝宝会有眼球震颤（即"黑眼球"不自主地左右摆动）。由于白色混浊阻挡光线进入眼睛，影响宝宝的正常视觉发育，多数宝宝会因此产生弱视（见 2~3 岁的内容）而导致视力下降或失明。罹患先天性白内障的宝宝可以在 2~3 月龄时进行白内障摘除手术，但这只是"万里长征迈出的第一步"，后期还需要长期坚持定期到眼科做检查并治疗宝宝的弱视，最终达到视觉康复。

（撰稿 / 审校 郭珍）

第五节　耳鼻喉科篇

每个新手妈妈初次见到宝宝都会激动不已，不过随之而来的肯定又会是手忙脚乱。尤其当宝宝开始哭闹，妈妈自然会变得焦虑不安，生怕没有给娇嫩脆弱的宝宝最好的照顾。

可能只有当宝宝吃饱喝足后安静地入睡时，妈妈才能稍微喘口气，即便如此，还会时不时地把手放到宝宝的鼻孔前，感受到宝宝温暖而均匀的呼吸气流后才能真正安心。其实每位妈妈都会经历这段艰难的"新手期"，千万别着急，慢慢来。

健康体检"三连看"

1. 看五官

面部的对称及面部器官（眼、鼻、唇、耳等）的分布对宝宝的容貌有着重要的影响，新生宝宝出现的面部发育异常多为先天发育畸形所引起。宝宝常见的面部先天发育畸形包括外鼻畸形、耳郭畸形及面部不同位置出现异常的瘘管或囊肿。

外鼻（即通常说的鼻子）和耳郭分别位于面部的中央及两侧，外鼻及耳郭轮廓的完整和对称与否在很大程度上会直接影响宝宝的颜值。外鼻畸形经常与唇腭裂畸形同时存在，而耳郭畸形也可能造成不同程度的听力障碍。

除了面部结构畸形外，常见的先天性畸形还包括面部形态的畸形，如异常的囊肿或瘘管[1]，可能会出现在面部不同的位置，若出现在面部正中，如鼻梁中间、眉间，称为鼻背中线皮样囊肿或瘘管[2]，若瘘口出现在耳前或耳郭的任何部位称为先天性耳前瘘管[3]。

2. 看呼吸

健康的新生宝宝呼吸是什么样的呢？首先需要观察宝宝呼吸的频率，通常宝宝在安静状态下的呼吸频率为40~44次/分。

倘若宝宝呼吸频率明显高于正常范围，称为呼吸急促；反之，如果宝宝呼吸频率明显低于正常频率，则称为呼吸徐缓。异常的呼吸频率要予以重视，因为呼吸频率的改变往往与宝宝气道的通畅程度和氧气供给有关。

除了呼吸频率外，还需要重点观察宝宝呼吸时有无喉喘鸣[4]。喉喘鸣往往与轻重不一的呼吸困难同时出现。一般而言，若宝宝仅有轻微的喘鸣声，没有明显的呼吸及喂养困难，则不必急于处理，但需密切观察呼吸变化；若宝宝喉喘鸣及呼吸困难症状较重，一定要及时就诊治疗。

3. 看喂养

新生宝宝吃奶，除了要观察宝宝吃了多少、有没有溢奶等情况，还需要留意宝宝在吃奶时有没有气急、面部青紫或呛咳的情况。当然，某些先天性心脏结构异常也可能引起喂养方面的问题。

此外，若存在鼻子堵塞（如先天性后鼻孔闭锁等），宝宝也会出现拒乳、吃奶时气急，严重时甚至存在面部青紫的情况。这是由于处于这个阶段的宝宝因生理方面的特殊性，还不能自己用口呼吸，只有当宝宝张口啼哭时，这些症状才能够显著改善。

宝宝吃奶时如频繁出现呛咳，这提示宝宝喉部发育可能存在异常，或喉、气管与食管有潜在的裂隙（如先天性喉裂），这样咽下去的奶水经食管进入喉或气管时会导致宝宝呛咳。

隐秘角落的 4 个高风险问题

1. 听力障碍

婴幼儿时期是听力和语言形成的黄金时期，若这个阶段出现听力障碍，将导致宝宝不能正常接收外界的声音，会严重影响宝宝语言和智力的发育。我国已经全面开展新生儿听力筛查，流程为"初筛—复筛—转诊—检测—诊断—干预"，这样就可以早期发现存在听力障碍的宝宝了。在宝宝出生后 2~5 天可进行第一次听力学检测，称为初筛。将未通过初筛的群体称为可疑听力障碍群体，在宝宝出生 42 天内再次进行听力学检测，称为复筛。如果仍未通过，需要在 3 个月内去专门的听力诊断机构进行听力学检测，以明确诊断听力障碍的性质及程度，并在宝宝 6 月龄时给予干预。

2. 喉软化

喉软化是引起新生宝宝、小宝宝喉喘鸣及喂养困难最常见的自限性疾病，临床症状轻重不一。症状较轻者不需要特殊干预，一般在 2 岁左右症状好转。轻型的喉软化症宝宝一旦合并上呼吸道感染，症状可能会加重，因此需要密切监测宝宝的生长发育及呼吸情况，避免喂养宝宝时呛奶。如果症状较重者出现生长发育迟缓或呼吸困难，应及时做外科手术。

3. 脑膜脑膨出

脑膜脑膨出是指由于先天性颅骨发育缺损，使得脑膜、脑组织经缺损的颅骨处疝出颅外。疝出的肿物依据位置不同，可以分为囟门型及基底型。囟门型肿物常位于外鼻的正中，因肿物内含有脑脊液，所以看起来有光亮感，轻触肿物时能够感受到与脉搏一致的搏动感。基底型肿物位于鼻腔或鼻咽部，宝宝主要表现为鼻腔堵塞，或因堵塞而出现吃奶时气急或面部青紫。因肿物有破裂的可能，一经确诊，需转往神经外科进行手术治疗。

4. 喉部血管瘤

不同于皮肤表面的血管瘤，喉部血管瘤因位置特殊，临床症状通常较严重。喉既是发音器官，又是呼吸道的门户，所以患喉部血管瘤的宝宝主要表现为声音嘶哑、喉喘鸣及呼吸困难，一旦血管瘤破裂，可出现咯血症状。特别需要注意的是位于声门下的血管瘤，这一"咽喉要道"处的血管瘤可能引起严重呼吸困难甚至窒息，对生命构成严重威胁！

（撰稿 钟玲玲 / 审校 沈蓓）

注：

1 瘘管：属于先天发育畸形，通常有两个开口，一般在出生时已存在，有约针眼大小的皮肤凹陷或小口。外瘘口挤压时可有分泌物流出。依据不同的部位，内瘘口的位置及走向不同。

2 鼻背中线皮样囊肿或瘘管：由于胚胎发育早期外胚层被包埋引起，临床表现为鼻梁中线存在圆形隆起或瘘口，需要通过外科手术摘除囊肿或瘘管。

3 先天性耳前瘘管：属于较为常见的先天性外耳畸形，瘘口的位置多位于耳轮脚，少数可发生在三角窝或耳甲腔。一般无任何症状，不需要特殊处理。若耳前瘘管继发感染，则需行瘘管切除术，但需要待炎症控制后再行手术治疗。

4 喉喘鸣：是一种刺耳的高声调呼吸声，其形成往往与气流经过狭窄的呼吸道有关，依据喉喘鸣的程度可以判断疾病的部位及严重程度。

第六节　口腔科篇

　　新出生的宝宝，一如柔美的嫩芽，娇小而脆弱。此时宝宝的口腔更是脆弱，口腔健康会直接影响宝宝的饮食、成长、舒适度，甚至容貌！

　　家长应当时刻关注宝宝的口腔健康状况，尽早发现问题并及时解决。

健康体检"五连看"

1. 看脸型

　　正常情况下宝宝的面部是完整且对称的。宝宝出生后应该先观察宝宝的面部，看看是否有裂沟，甚至缺损；然后，可以轻轻将宝宝的头偏向一边，观察其下颌是否有后缩的现象。此外，还要观察宝宝脸颊左右是否对称，是否存在凸起物，尤其是要触摸和观察宝宝两耳下方的腮腺区。

引起宝宝面部不对称的最常见原因是血管瘤，虽然血管瘤有自行消退的特点，但其消退的时间不定，容易引起面容改变，而且随着宝宝逐渐长大，也会给宝宝带来比较严重的心理压力。可见优生优育、定期产检、产前超声检查和孕妇血清学筛查都是非常有必要的。

2. 看口腔

宝宝出生后，细心的家长会发现在宝宝的牙床上有许多白色米粒样的东西，这些奇怪的小颗粒俗名叫"马牙子"，医学上称为口腔角化上皮珠，它对口腔颌面部的发育和健康没有任何影响，随着宝宝进食会自然脱落，不需做任何特殊处理。需要注意的是，一定不要用针挑或用毛巾擦拭，否则非常容易损伤黏膜而造成口腔乃至全身感染，严重者甚至引发颅内感染！

宝宝啼哭时可以"一看""二听""三观察"，即看宝宝口腔黏膜是否完整、听哭声是否有异常、观察有无呛奶的情况。这样即便是位于宝宝口腔后部的腭裂[1]也能被及时发现。而早产或者体质较差的宝宝更容易遭受鹅口疮的困扰。当在宝宝的口腔里发现白色类似奶瓣的斑块，轻轻擦拭便会脱落，露出不出血的红色创面，这很可能就是鹅口疮（又叫雪口病、白念菌病）了。为了保护宝宝口腔健康，避免这类问题发生，妈妈要高度重视奶头及奶瓶的清洁，并积极治疗相关疾病，提高宝宝的体质。

3.看牙齿

新出生的宝宝一般不会长牙齿，但是有的妈妈会发现宝宝竟然在这个时期长牙了！对于宝宝出生时就有牙齿的情况，医学上有个形象的称呼，叫诞生牙，而在宝宝出生后一个月内萌出的牙齿被称为新生牙。

诞生牙或新生牙发育不完全，特别容易松动，其牙冠往往也很锐利，宝宝舌头下方容易被磨出大面积的溃疡，导致宝宝哭闹、拒食。更严重的是，一旦牙齿松动脱落，宝宝将其误吸入气管会造成窒息。

4.看舌头

可以轻轻按压宝宝下颌，使其嘴巴张开，借助自然光线观察宝宝的舌头。正常情况下宝宝的舌头柔软灵活，可以完全缩入口腔内。

某些患有特殊疾病的宝宝其舌头可能会十分巨大，甚至伸出口腔外。在这种情况下，肥大的舌体会严重影响到宝宝的呼吸，一定要让宝宝侧躺，保持呼吸通畅并及时就医。

5.看吸吮

新生宝宝最重要的本能就是吸吮。出生后，应尽早让宝宝反复吸吮妈妈的乳头，每侧各 3~5 分钟。这最初的数毫升初乳可以预防婴儿过敏，并减轻新生宝宝的黄疸症状。如果宝宝反复多次仍无法吸吮到乳汁，可就要予以注意，仔细观察了。

首先，要认真查看宝宝口内组织是否有缺损。一般宝宝通过吸吮反射可以正常吞咽，但有的宝宝因为组织缺损，口腔内部难以产生足够的负压，所以吸吮乳汁变得困难重重，严重时甚至需要使用特殊设计的奶嘴杯。其次，观察宝宝的舌系带，有的宝宝舌系带过短，导致口腔内无法形成有效的密封，造成母乳喂养困难。

隐秘角落的 4 个高风险问题

1. 卡梅现象

这是一种严重的血管瘤综合征。患病宝宝的血管瘤通常较大，直径多在 5 cm 以上，同时常伴有严重血小板减少 [2] 和凝血功能障碍 [3] 等，病情常迅速恶化，并伴有严重出血，甚至危及生命。因此，对较大的血管瘤一定要重视，及时到医院就诊才是正确的选择。

2. 贝 - 维综合征 [4]

有的宝宝出生时舌头就特别大，随着发育，舌头也随之长得更大，甚至伸出口外，还伴有体格发育异常增快且不均衡，身体两侧常不对称；再进一步观察宝宝的肚子，就会发现肚脐特别膨出。这样的症状被称为贝－维（Beckwith-Wiedemann）综合征，往往伴有多个器官的发育异常，可能会危及生命，应提高警惕。

3. 小下颌－舌后坠综合征

小下颌－舌后坠综合征（Pierre Robin 序列征）的宝宝常常因为呼吸困难来医院就诊时才发现。宝宝常因为下颌短小，舌头后缩，导致呼吸困难。同时，宝宝吃奶也特别困难，严重时危及生命。对于这种情况，一定要注意保持宝宝呼吸通畅，妈妈应站立喂奶，可将宝宝头部垫高，以防止舌后滑。待宝宝体质允许后及早手术。

4. 唇腭裂

唇腭裂是最常见的面部畸形，人们最熟知的称呼就是"兔唇"。但是这样的宝宝也许不仅仅是嘴唇异常，还可能伴有腭、牙槽骨以及鼻腔等部位结构异常。这时就会对宝宝的生活和心理造成巨大影响。家长需要了解这样一个事实，那就是唇腭裂宝宝的治疗是从出生就开始的，即采取"序列治疗"，包括 5 个方面，分别是术前的正畸治疗、手术治疗、术后护理及评估、语音治疗和心理咨询。这 5 个方面需要相互配合、相互促进。当然，唇腭裂的治疗是一个漫长且复杂的过程，需要家长和医院密切配合，坚持不懈才能取得良好的治疗效果，才能让"被天使吻过"的兔唇宝宝绽放灿烂的笑容！

（撰稿　宋达／审校　徐文靖）

注：

1 腭裂：又称先天性腭裂，是由于在胚胎发育 8~12 周的时候口腔腭部中胚叶发育障碍所导致的先天性畸形，可单独发生也可与唇裂同时发生。

2 血小板减少：血小板是一种血液成分，是由骨髓造血组织中的巨核细胞产生的，主要功能是凝血和止血，修补破损的血管。血小板计数的正常值为（125~320）×10^9/L。当血小板计数小于 100×10^9/L 即为血小板减少，常见于血小板生成障碍，如再生障碍性贫血、急性白血病等。

3 凝血功能障碍：是指凝血因子缺乏或功能异常所致的出血性疾病，分为遗传性和获得性两大类。

4 贝－维综合征：即脐疝－巨舌－巨大发育综合征，亦称 EMG 综合征等。其主要特征为脐膨出、巨舌和巨体，还可伴有其他畸形和异常，如低血糖、内脏肥大、半身肥大等。

第三章

29 天～1 岁儿童健康管理

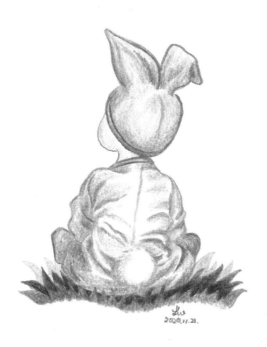

第一节　内科篇

时光如梭，新生宝宝已经逐渐适应了外界环境，转眼便从新生儿期进入了婴儿期 [1]。此时的宝宝身体生长十分迅速，这也是人一生中发育最旺盛的阶段。到 1 岁时，宝宝的身长可比出生时增加 50%，体重可增加 2 倍，并萌出乳牙。此外，宝宝的饮食也从纯母乳喂养到逐渐添加辅食，食物种类变得越来越丰富，开始接受成人饮食。

宝宝的运动神经系统发育也很快。从新生宝宝只能躺卧，不能自由行动，逐步发展到能够用自己的双手去接触、摆弄物体，乃至站立、独立行走；从完全不会说话，到能听懂一些家长的话，并自己有意识地发音。宝宝的成长带给父母无尽的惊喜，而精彩的世界也逐渐展现在宝宝充满好奇的眼睛里。

与此同时，宝宝依旧娇嫩的身体也会面临很多挑战。父母在享受宝宝带来的各种快乐的同时也要用心观察，及时发现宝宝生长发育过程中的异常现象，确保宝宝健康快乐地成长。

定期体检，健康成长

婴儿时期的宝宝自6月龄后从母体获得的被动免疫便会逐渐消失，因此开始变得容易生病。此外，宝宝需要大量营养才能满足快速发育的需要，因此合理添加辅食很重要，否则可能会导致微量元素缺乏，进而引起营养缺乏相关性疾病。在这一过程中，宝宝从纯母乳喂养到逐渐添加辅食，在调整饮食结构期间，食物的种类日趋丰富，但宝宝的消化系统发育尚不完善，因此发生消化功能相关性疾病的概率也会增大。

同时，由于这段时间是宝宝的神经系统快速发育期，因而也成为各种发育障碍性疾病的发生期，建议在此阶段要定期为宝宝进行全面健康体检（出生后3个月、6个月、8个月、12个月各检查一次，出生后6个月和9个月要检查一次血红蛋白）。健康体检应在预防接种前进行，可根据婴儿个体情况，结合预防接种时间或本地区实际情况适当调整检查时间、增加检查次数，一旦发现宝宝身体存在异常状况，要尽早就诊。

时光刻录机——发育记录

1. 生长数据

对于 29 天~1 岁的宝宝，应主要关注宝宝的体重、身高和头围[2]。出生后半年特别是前 3 个月的宝宝的生长发育速度很快，3 个月后生长速度会逐渐放缓。

（1）称体重

工具：建议用杠杆式体重计，精确到 0.01 kg。

测量值：以千克为计量单位，精确到小数点后 2 位。

测量方法：测量前，宝宝应先排大小便，然后脱去鞋、袜、帽子和外衣，去掉尿布。让宝宝平卧于秤盘中，先加砝码于横杆的自由端，再调整游锤，直到杠杆呈水平位，将砝码和游锤所示读数相加即可得出宝宝体重值。温馨提示，称重时，秤盘切记不可远离地面或桌面，以防发生意外。

测量频率：6 月龄以内的宝宝至少每月测量一次体重，7~12 月龄的宝宝应每 2 个月测量一次体重。

标准化估测值：这个阶段宝宝的体重和月龄有关。3 月龄以内体重增长非常迅速，每周增加 0.2~0.3 kg；3~6 月龄，每周增加 0.1~0.2 kg；7~9 月龄，每周增加 0.08~0.1 kg；10~12 月龄，每周增加 0.05~0.08 kg。出生后 3~4 个月的体重是出生体重的 2 倍，12 个月时是出生体重的 3 倍。

根据上述数据得到的此阶段宝宝平均体重增长计算公式为：

29 天～6 月龄体重（kg）= 出生体重（kg）+ 月龄 ×0.7

7～12 月龄体重（kg）=6+ 月龄 ×0.25

（2）量身长

工具：刻度精确到 0.1 cm 级别的尺子。

测量值：测量值应具体到 0.1 cm 或 1 mm。

测量方法：量卧位宝宝的身长。给宝宝脱去鞋、袜、帽，选择一张床头带挡板的床，让宝宝仰卧于床面。妈妈位于宝宝右侧，握住宝宝两膝，使宝宝双腿伸直并拢后紧贴床面，并使宝宝双脚足底同时紧贴床头挡板，爸爸用手左右固定宝宝头部，使宝宝头枕部紧贴床面。在宝宝头顶处的床面做标记，然后用尺子测量床面标记到床头挡板的距离，即为宝宝身长。测量时要注意宝宝头部不能歪斜，双腿不能离开床面，足底与床头挡板呈直角，否则就会出现测量误差。

标准化估测值：身长增加的速度也是在出生后半年内较快。29 天～3 月龄平均每月增长 3.5 cm；4～6 月龄平均每月增长 2 cm；7～12 月龄平均每月增长 1～1.5 cm。出生后第一年身长增加约 25 cm。

（3）测头围

工具：刻度精确到 0.1 cm 级别的软皮尺。

测量值：以厘米（cm）为计量单位，精确到小数点后
1 位。

测量方法：妈妈将宝宝抱在腿上坐直，爸爸站在宝
宝右侧，用左手拇指将软尺起始刻度点固定在宝宝头部右
侧对齐眉毛上缘。让软尺从头部右侧经过右耳上方，绕过
枕骨粗隆（后脑勺正中间的鼓包）最高处，再经过左耳上
缘，沿左侧对齐眉毛上缘回到起始刻度，与起始处交汇点
读数即为头围。在测量过程中，软尺要平整、均匀地紧贴
头皮，但不能绷得太紧，左右高低要对称，这样测量出来
的头围才准确。女宝宝如果平时扎有小辫，妈妈要将辫子
散开再测量。

标准化估测值：宝宝出生后第 1 年是头部发育最快的
时期，尤其是前 3 个月。29 天 ~3 月龄，每月头围增加约
2 cm；6 月龄时平均头围约 44 cm；1 岁时平均头围可达到
46 cm。头围过大要注意脑积水、佝偻病等疾病，头围过
小则要注意智力发育是否迟缓。

（4）绘制生长曲线图

生长曲线图的横坐标为月龄，纵坐标分别为体重、身
长和头围。每次可以把测量到的相应数据在图中用点的方
式予以标记（即在相应位置描记一个圆点）。经过一段时

间的测量与数据收集，再把这些散在的点按时间顺序连在一起形成一条弯曲的线，生长曲线图就诞生啦！

29天～1岁宝宝的生长曲线呈现为一条不规则的上升抛物线。如果宝宝的生长曲线和标准化生长曲线走向平行，说明宝宝的生长正常；如果生长曲线向下偏离，要考虑宝宝增长缓慢，需找到原因，及时纠正；如果与参照曲线相比，宝宝生长曲线上升迅速，则说明增长过速。有些疾病可能会影响到宝宝的生长发育，因此患病状态下宝宝的生长曲线可以由专业医生参考国内外资料进行评价，如极低出生体重宝宝、唐氏综合征宝宝、脑瘫宝宝……

温馨提示：适宜的生长有赖于遗传特性、正常的激素分泌、充足的营养、没有慢性疾病及良好的生长环境。不同的宝宝，体重、身长和头围的数值肯定会存在差异，这不仅受遗传因素的影响，也受地域分布的影响。在参考标准化生长曲线的平均数值来评估自己宝宝的发育水平时，要考虑到个体差异，比标准稍微低一点，也不用过于焦虑。当实际情况明显低于标准值时，最好请专业医生协助评估。

2. 成长日记

29天～1岁的宝宝处于中枢神经系统快速发育期，为了促进宝宝大脑发育，要和宝宝多讲话，多给宝宝探索周围世界的机会，多跟宝宝玩游戏。这个阶段的宝宝隔几天就能解锁一项新技能，不断给父母带来新惊喜。成长日记主要就是通过记录宝宝的运动和认知发展，以及早期社交的各个方面的情况来反映宝宝智力的发育过程。通过记录成长日记，不仅能了解宝宝的发育规律，还可以及时发现一些处于苗头状态的异常情况，以免贻误诊治时机。

（1）日记的撰写要素

宝宝的发育要从"大运动""精细运动""语言""个人社交能力"4 个方面（医学叫发育能区）进行评估，宝宝成长日记也可以从这几个方面进行记录。在"大运动"方面，宝宝应该逐渐学会抬头、翻身、坐、站、爬、走。"精细运动"指的是手的运动，这个年龄段的宝宝会从紧握拳头、吃手逐渐发展到会双手递物、用示指和拇指捏东西。"语言"方面，宝宝从只能哭到咿呀学语，从发唇音到会叫"爸爸妈妈"。"个人社交能力"方面，宝宝从仅能大哭发展到能被逗笑和指认简单物体。看到了吧，29 天 ~1 岁这个年龄段，对于宝宝来说，真是收获满满的阶段呢。宝宝的发育过程中会有一些关键的时间点，如什么时候会笑、主动大把抓物、发出"爸爸妈妈"的声音、独立坐和走……这些在医学上叫"发育里程碑"，成长日记便是对发育里程碑的记录。

所有宝宝的发育顺序基本上是一样的，但发育速度却不尽相同。如果宝宝掌握新技能比同龄宝宝平均时间晚几天，家长不要焦虑，这都是正常现象。但如果发育能区落后 1~2 个月，如 6 月龄的宝宝还不会翻身，那可就要提高警惕了！而一旦存在两个或两个以上的发育区间比同龄宝宝落后2个月以上，如8月龄的宝宝还不会翻身、不会大把抓物、不能被逗笑，则考虑全面发育迟缓。或者在记录成长日记过程中发现宝宝本来已掌握的技能竟然倒退了，这些都要尽早找专科医生就诊，进行专业的评估，并积极查找原因。

（2）日记价值

成长日记的重要价值在于为专业人士评估宝宝的中枢神经系统提供重要佐证。此年龄段宝宝的精神运动发育监测的时间节点为3个月、6个月、8个月、12个月，这也是适合对宝宝进行体检的时期。而对于高危儿，如早产儿、存在围产期脑损伤的宝宝，更可以适当缩短监测间隔。对于发育评估筛查（国内常用的是丹佛小儿智能发育筛查法）结果可疑或异常的宝宝，应及时由医务人员进行发育诊断评估。

当发现宝宝全面发育迟缓或某个发育能区落后，需要由专业医生进一步分析病因，一般分为非遗传因素和遗传因素。如果宝宝出生时早产、缺氧窒息或者脑结构异常，这属于非遗传因素，要尽早进行康复训练。而如果有遗传代谢因素，部分疾病还是可以治疗的，如苯丙酮尿症、甲基丙二酸血症、生物素酶缺乏症等，越早诊断和干预，越有利于改善预后。例如10月龄宝宝发育滞后，仅能扶坐、大把抓物、发元音，不能被逗笑出声，发热后出现呕吐、精神差，查尿GC/MS（气相色谱—质谱分析）检查提示甲基丙二酸血症，予维生素B_{12}治疗及适当控制蛋白摄入后精神运动发育逐渐改善。

3. 添加辅食

4~6月龄之前，宝宝最理想的食物是母乳。如果因母亲身体原因不宜哺乳或者母乳不足，则可以添加配方奶喂养。4~6月龄以后，宝宝开始陆续添加辅食，一般从添加谷物开始，如米粉，逐渐增加蔬菜、水果、蛋黄、肉泥。

由于宝宝肠道消化能力和免疫功能尚未健全，容易出现过敏反应，此时应该每次只给宝宝提供一种辅食，3~5天后再给另一种，并细心观察宝宝的反应。如果宝宝出现腹泻、皮疹、呕吐，应立即停止添加这种辅食，等到宝宝消化功能恢复后再减少数量和种类，重新开始添加，倘若仍有异常反应，建议咨询专业医生。

可以通过记录饮食日记的方式更详细地了解宝宝的饮食习惯，每次进食的食物种类、量，这样有助于更科学地添加辅食，在出现异常反应时也可以通过翻阅饮食日记让医生更好地了解宝宝情况。

4. 预防接种

29天~1岁的宝宝，免疫系统尚未成熟，成长的过程中危机四伏，这就需要借助预防接种来保护宝宝免受病毒、细菌的伤害。

（1）常规预防接种

常规预防接种早已成为保护宝宝不受很多疾病侵犯的最佳武器之一。29天～1岁的宝宝需要先后接种乙肝疫苗、卡介苗、脊髓灰质炎疫苗、百白破疫苗、麻疹疫苗、流行性乙型脑炎疫苗。接种疫苗有很多的益处，可以保护宝宝免受危险甚至致命疾病的侵袭、降低某些疾病的严重程度、阻断很多感染性疾病继续传播的机会。

预防接种是预防疾病、残疾和死亡的最安全有效的方式，患有神经系统疾病的宝宝接种疫苗也并非绝对禁忌，要待病情平稳后请专科医生评估，在流行性乙型脑炎、白喉等烈性传染病与预防接种的风险之间选择，争取为宝宝带来最大利益。我国在2010年的《中华人民共和国药典》中把百白破疫苗的禁忌证已经订正为未控制的癫痫、脑病和其他进行性脑病。

（2）疫苗接种反应

每种疫苗都应当按照具体接种时间安排，在宝宝身体状态良好时进行接种。疫苗接种后可能会有部分宝宝出现接种反应，不能因为担心这些反应而拒绝给宝宝接种。其实大部分的预防接种反应都是很轻微的，如低热、情绪烦躁、注射部位红肿和触痛。而少数宝宝对疫苗的反应可能会比较严重，如高热、癫痫发作、脑病，其中家长们最担心的就是疫苗接种导致神经系统异常反应。

国内外研究均指出疫苗与儿童期的癫痫发作无因果关系，所谓疫苗伤害是因为有些宝宝预先存在癫痫和神经功能异常，疫苗接种本身并不会增加癫痫、脑病或孤独症的发生率，也不会加重神经疾患的病情，更不会对其最终预后造成负面影响。

健康体检"七连看"

1. 看体温

大多数宝宝在 4 月龄后，会遭受人生的第一次发热。如果宝宝发高热，没有其他伴随症状，热退以后精神好、愿意玩耍，说明宝宝要得幼儿急疹了。幼儿急疹又称婴儿玫瑰疹，是典型的病毒感染性疾病，典型的表现是高热，持续 3~5 天后热退，全身皮肤出现玫瑰红色的散在斑丘疹，疹退后没有任何痕迹。

针对幼儿急疹的治疗主要是退热对症处理，怎么做好宝宝发热期间的护理呢？要给宝宝多补充液体，以防脱水，帮助降温，再采用药物、物理联合降温方法控制体温，一般 3~5 天后热度骤降，全身皮肤出现充血性皮疹，这时候家长就可以松口气了，但前提是要与其他原因引起的高热鉴别。如果宝宝高热不退，要及时带宝宝去医院化验血常规以判断是否为病毒感染，同时要观察宝宝精神状态是否正常，如无并发症，可很快痊愈。然而幼儿急疹期间也可能发生危险，主要是宝宝由于高热引起热性惊厥，因此，密切监测宝宝体温、及时退热很重要。

对3个月内宝宝的发热不能掉以轻心，这个年龄段的宝宝更容易发生细菌感染，如果发热时伴随呕吐、精神状态差、哭闹不安，还要注意是否有脑膜炎，一定要及时带宝宝到医院完善相关检查。

2. 看面容

俗话说"健不健，看容面"，对宝宝察"颜"观色是早期发现疾病的一种重要而简便的方法。

要注意宝宝的一些特殊面容，如鼻根低平、眼距宽、舌胖且常伸出口外，要考虑唐氏综合征；哭笑时口角歪向一侧、眼睛闭不上，要考虑面神经瘫痪；眼睑、面肌、口角下垂，为肌病面容，考虑先天性肌肉病变；面部水肿、眼睑肿、唇厚、舌大而厚且常伸出口外、皮肤粗糙，要考虑先天性甲状腺功能减退症。

特殊面容与一些特殊疾病相关，如果发现宝宝面容异常，可以找儿科医生判断是否需要做相关检查。

3. 看斑点

有的宝宝身上会出现一些和皮肤颜色不一样的斑点，哪些斑点没关系，哪些又需要特别注意呢？

长在宝宝臀部或者背部的一种斑，其大小不一，或呈青灰色，或呈蓝色、蓝黑色，这叫蒙古斑，看到这种斑不必担心，它会随着宝宝年龄的增长而逐渐转淡消失，对宝宝没有危害，也不需要特殊处理。

另一种斑是红色的，叫血管瘤。血管瘤有几种类型。一种是橙红色斑，这种斑在皮肤上平铺，呈鲜红色或淡红色，在宝宝的前额、鼻周、上眼睑、后脖颈处常见，这种血管瘤一般会随着宝宝的成长而逐渐消退。另一种叫草莓状血管瘤，一般在宝宝刚出生或者出生后不久出现，可以出现在任何部位。这种血管瘤突出皮肤表面，会逐渐扩大，在宝宝4~8月龄时生长最快，1岁后停止生长并逐渐消退。大多也不需要特殊治疗，但如果生长部位特殊或者面积过大，需要及时带宝宝到医院接受诊疗。还有一种是出生后即有的一侧面部血管瘤，不突出皮肤表面，呈红葡萄酒色，淡红色到紫红色，压之褪色。发现这种血管瘤时要小心，如果宝宝合并血管瘤对侧的肢体抽搐、瘫痪，要考虑一种神经皮肤综合征[3]——颅面血管瘤病。

还有一种斑叫牛奶咖啡斑，顾名思义，它是一种咖啡色和牛奶色的混合色斑点，不突出皮肤表面，大小不等，界限清楚。单个的牛奶咖啡斑不用担心，如果发现宝宝身上有6块以上的牛奶咖啡斑需要考虑另一种神经皮肤综合征——神经纤维瘤病。

色素脱失斑是一种白色的斑点，可以分布在全身各处，呈卵圆形、梭形、枫叶形，发现宝宝身上有这种斑点并伴有精神运动发育迟缓、抽搐时，要考虑结节性硬化症，这也是神经皮肤综合征的一种。若患有这些神经皮肤综合征需要到神经科就诊。

4. 看肤色

如果宝宝的皮肤苍白，除了"天生丽质"，还要警惕存在贫血可能。29 天 ~1 岁的宝宝有两个容易发生贫血的时期，一是出生 2~3 个月时（早产儿则更早），血红蛋白量降至 90 g/L 左右，称为生理性贫血，这是宝宝生长发育过程中的正常生理现象，不需要治疗。6 个月左右的宝宝由于厌食、偏食、辅食添加不足等原因会引起营养素摄入不足，反复腹泻、呕吐会引起营养素丢失过多或吸收障碍，生长发育过快会导致营养素摄入相对不足。这些原因都可以使造血物质缺乏而引起营养性贫血，需要专业医生诊治。

还有的宝宝皮肤白皙、毛发色淡、发育迟缓，要考虑是否患有遗传和代谢病，如体味有鼠尿味的苯丙酮尿症，毛发脆而易折的门克斯病，总是张着嘴笑呵呵的快乐木偶综合征等。

如果发现宝宝皮肤、眼睛发黄，要考虑是否存在黄疸。婴儿期的黄疸多由病理因素导致，需要专业医生完善相关检查以明确病因。当然也有宝宝吃了胡萝卜、橘子、南瓜等黄色食物后出现手脚掌、口周、鼻孔周围发黄，不伴有眼睛发黄，家长不要过度惊慌，这是因为食物中含有较多胡萝卜素所致，多饮水，宝宝肤色可以很快恢复正常。

5. 看前囟

29 天 ~1 岁宝宝的头围，还要关注其前囟的大小。前囟位于头顶部，家长们都会觉得前囟很神秘，其实看到囟门和心跳一样的搏动，是正常的，不必惊慌。

当然，前囟也确实是反映宝宝发育和身体健康的重要窗口，通过观察前囟的变化，可及时发现疾病。从形状来看，前囟呈菱形。从大小来说，以菱形对边中点的连线表示直径，一般为 1.5~2.5 cm。当然每个宝宝的前囟大小也存在个体差异，1~3 cm 都是正常的。过大或过小的前囟应找专科大夫来评估有无异常。

前囟一般与颅骨平齐，如果过于隆起、紧绷，说明宝宝颅内压增高，若伴有发热、呕吐，甚至出现抽搐，可能由脑炎、脑膜炎引起，要尽快就诊；前囟过于凹陷最常见于宝宝体内缺水，如果于腹泻、呕吐期间出现，考虑宝宝出现了脱水，要马上为宝宝口服或静脉补充液体；前囟早闭见于小头畸形，多见于胚胎时的一些病原体感染；前囟过大见于脑积水、佝偻病、先天性甲状腺功能减退症等。以上情况都需要到医院进行相关检查来帮助诊断。

6. 看啼哭

很多宝宝会在夜间啼哭，妈妈被折腾得筋疲力尽，整夜不能安稳入睡，担心宝宝病了。其实 28 天～1 岁的宝宝还不能用语言表达自己的需求，无论是饥饿、困乏、大小便还是感觉冷热、疼痛，都通过啼哭这种"语言"来引起妈妈的注意。妈妈这个时候就要做宝宝"肚子里的蛔虫"，破译啼哭的含义。

阵发性大哭伴屈腿可能是在告诉妈妈"肚子痛啊"；呻吟低哭是在说"妈妈，我病得很重，没有力气哭了"；嘶哑的啼哭是在告诉妈妈"我嗓子是哑的"；哭闹伴抓耳朵是在说"我的耳朵疼"；啼哭伴流口水是告诉妈妈"我嘴里很疼"；尖声地哭叫是在说"我头很疼"；夜间啼哭伴有烦躁、易醒、多汗、枕秃等，婴儿期常见于营养性维生素 D 缺乏性佝偻病。出现以上情况一定要尽快带宝宝就医。

宝宝过度哭闹是婴儿期的一个恼人问题，哭闹高峰是出生后 2 个月，4 个月后逐渐缓解。肠痉挛是导致哭闹的常见原因，但需要排除中耳炎、嵌顿疝[4] 和胃食管反流[5] 等疾病。

7. 看睡眠

我们经常说的"婴儿般的睡眠"是说婴儿期宝宝的睡眠质量高、程度深。睡眠对宝宝的大脑发育至关重要，宝宝在睡眠时大脑并没有休息，而是忙于巩固记忆、恢复体力，使宝宝的注意力更加集中、性情更加平和。充足的睡眠还可以保障生长激素的脉冲性分泌，以促进宝宝生长发育，是宝宝的健康生活中必不可少的一部分。

为了掌握宝宝的睡眠规律，可以记录宝宝每天的睡眠时间。一般来说，婴儿期宝宝睡眠的时间随月龄而不断发生变化，通常晚上睡9~12小时，白天睡2~5小时。除了保证睡眠时间，也可以通过改善睡眠环境来保证宝宝的睡眠质量。

并不是所有的宝宝都拥有高质量的睡眠，紊乱的睡眠和一些睡眠障碍性疾病、癫痫密切相关。婴儿期宝宝可能有睡眠昼夜节律紊乱和睡眠不安、睡眠呼吸暂停、夜惊、磨牙等，如果睡眠异常持续存在或程度加重，建议及时就诊。

温馨提示：建议尽量使宝宝呈仰卧睡姿，可以减少婴儿猝死综合征的发生风险。避免把宝宝放在特别松软的物体上，如枕头、棉被、棉垫等，以免婴儿将脸埋在这些物体中而阻碍口鼻的呼吸畅通。

隐秘角落的5个高风险问题

1.咳嗽

咳嗽是呼吸道不舒服的最常见症状，如果同时伴有流鼻涕，那多半是上呼吸道感染了（也就是感冒），这时让宝宝多休息、勤饮水即可。如果咳嗽伴有发热和呼吸困难（呼吸快、鼻翼扇动、肋骨和胸骨之间的皮肤内陷），那可能患上了下呼吸道感染（支气管炎或肺炎），需要尽快找儿科医生评估病情。

根据咳嗽的声音和咳嗽发生的时间，可以对病因做初步判断：宝宝咳嗽时发出类似犬吠的声音，要考虑喉炎；宝宝咳嗽时伴有公鸡打鸣样回声，要注意百日咳；夜间躺下后宝宝发生难以停止的干咳，要注意是否为鼻腔分泌物向下进入咽喉部位引起刺激所致；宝宝只在夜间咳嗽，还要注意胃食管反流。

出生2个月以内的宝宝出现咳嗽不能大意，要早点去寻求专业医生的帮助。大一点的宝宝如果咳嗽时伴有呼吸困难、喘鸣，影响进食和睡眠，面色发紫，也需要尽快就医。

如果宝宝突发咳嗽，一定要想到气管异物，也就是吃下去的东西走错了"路"，误入气管，进入肺部。这种情况非常危险，需要立即就医。

2. 腹泻

腹泻是婴儿期宝宝常见的一种症状，指的是宝宝大便性状变稀及排便次数增多。引起宝宝腹泻的原因很多，常见的是病毒感染，如诺如病毒、轮状病毒，这些病毒引起的腹泻容易在秋冬季节流行，故又称秋季腹泻。其他的原因如不洁饮食、牛奶过敏、胃肠外感染伴随症状、长期应用抗生素造成菌群失调也都可能造成腹泻。如果宝宝有一两次稀便，每次便量不多，饮食正常，精神好，就不用太担心，只要给宝宝充足的水分就可以（最好是口服补液盐）。如果宝宝呕吐、腹泻频繁、腹胀，不能经口进食，出现了尿量减少、前囟和眼窝凹陷、精神不好的情况，这些都是脱水的表现，需尽快就医。

怎么做才能避免宝宝出现腹泻呢，首先要注意手卫生，记得给宝宝勤洗手；不要给宝宝吃可能被污染的食物；避免使用不必要的抗生素；接种轮状病毒疫苗以预防轮状病毒肠炎。

3. 溢乳

由于宝宝的胃呈水平位，上端连接食管的贲门比较松弛，下端连接十二指肠的幽门比较狭窄，而宝宝吃奶时又容易吸入空气，因此吃进胃里的奶很容易反流而发生溢乳。溢乳从新生儿期开始出现，一直持续到婴儿早期阶段。

很多妈妈都遇到过宝宝溢乳的问题，怎么减轻溢乳呢？首先，避免在宝宝哭闹时喂奶，以免宝宝吞咽过多空气；其次，不要喂太饱，喂奶后竖抱宝宝，轻抚宝宝背部，减少体位变动。如果溢乳严重，宝宝睡觉时采取后背抬高 30° 侧卧，防止宝宝把奶汁误吸入气管而发生危险。一旦宝宝出现反复呕吐和喷射状呕吐，就要及时就诊了。

4. 异常动作

29 天 ~1 岁的宝宝经常会有一些奇怪的动作，如翻眼、"打狼"、身体抖动。这些动作都在宝宝清醒状态下出现，睡眠中消失，兴奋、激动、不愉快时易诱发。不发作时，宝宝进食、睡眠、发育都很好。这些异常动作的同期脑电图正常，其中典型的例子有良性婴儿肌阵挛、战栗发作，均属于这个年龄段宝宝常见的病症。它们都属于锥体外系疾病，发作数月后可自行缓解。

有些宝宝还有另外一种发作——当需求未获得满足，剧烈哭叫后随即出现呼吸暂停，伴有口唇发紫、全身强直，甚至短暂意识丧失，随后才哭出声来，一般持续30秒～1分钟。这是屏气发作，其过程和癫痫发作非常相似，但前者每次都出现于哭闹时。

有些女宝宝在婴儿期还容易出现交叉擦腿发作，表现为坐位或卧位时两腿交叉内收，或两腿挺直，全身用力，上下摩擦，伴有面色发红、出汗、双眼凝视，每次发作持续数分钟或更长时间，多在入睡前或醒后发生，意识清醒。这些发生于婴儿期的异常动作要与癫痫发作相鉴别，家长不能做出判断时，应该找专科医生评估。

当然，确实有一些癫痫发作由于表现不明显而容易被忽视。婴儿痉挛发作的宝宝的典型表现为连续或单次点头，上肢内收呈拥抱状，轻微发作仅表现为点头，很容易被忽略。肌阵挛发作时身体一侧或某个肢体、某个部位突然出现强烈的不随意的肢体抖动，看起来就像打了个寒战，已学会独自站立和行走的宝宝仅表现为反复无缘无故地摔倒，这个时候需要借助脑电图来判断。

父母要练就"火眼金睛"，一旦发现宝宝的异常情况要及时送宝宝就医，最好能把宝宝的异常状况拍摄下来，在就医时为医生提供更多的判断依据。

5. 肌张力异常

肌张力是肌肉静止松弛状态下的紧张度，医生可通过肢体被动的屈伸来判断。那么平时怎么发现宝宝肌张力异常呢？可以通过观察宝宝平时的动作来判断：如果颈部经常后仰，扶站时下肢紧张伸直、双腿交叉，或者换纸尿裤时双腿分开困难，上肢向后背屈，或经常向后旋，或总是伸直，要考虑这些部位的肌张力增高，多见于脑和脊髓的损伤；如果宝宝的胳膊和腿像熟面条一样软，要考虑肌张力减低，脊髓前角、周围神经、肌肉病变都可以导致肌张力减低，这些都要请专业医生查找原因。有时肌张力增高或减低不那么明显，可能不太容易观察到，定期体检时医生会做出判断。

（撰稿 雷梅芳 / 审校 刘薇）

注：

1 婴儿期：指出生后29天~1岁。

2 头围：是指自眉弓上缘（也就是眉毛上边缘处）最突出之处经枕后粗隆（后脑

勺中间鼓起的硬包）绕头一周的长度。

3 神经皮肤综合征：是一些起源于外胚层的组织和器官发育异常的疾病，特别是神经、皮肤和眼睛的异常，常见的有颅面血管瘤病、结节性硬化症、神经纤维瘤病。

4 嵌顿疝：指肠管卡在疝环口部位不能回纳，可引起剧烈疼痛。

5 胃食管反流：指胃内容物返流入食管。

第二节　外科篇

我们已经知道，29 天～1 岁是宝宝生长发育极其旺盛的阶段，但是各器官发育仍不成熟，功能也不完善。这不，眼看着宝宝就要满月了，妈妈的身体也恢复得差不多了，可以加倍关注宝宝的成长，任何异常小细节都很有价值。当然，有些先天性畸形出现症状比较晚，需要有针对性的检查才能明确。

健康体检"五连看"

1. 看头部

有些宝宝出生后会因为各种原因而导致头皮血肿，一般情况下，到了这个年龄段应该已经吸收了，如果还没有完全吸收，就会形成头皮血肿机化 [1]。

所谓头皮血肿机化就是指原来头上的软包逐渐变成

硬的，看上去像一个"犄角"，不仅影响头部的美观，时间久了还会侵蚀此部位的颅骨，并取而代之，虽然表面摸上去也是坚硬的感觉，但是硬度比正常颅骨低很多，无法和颅骨一样起到保护脑组织的作用。头皮血肿机化一旦发生，需要手术切除。

此外经常有父母很紧张，出生 1 个月内宝宝的头睡偏了怎么办？会影响大脑发育吗？答案是除了影响美观以外不会影响宝宝大脑发育，也不必刻意去矫正。

2. 看颈部

这个阶段的宝宝头大、脖子短，对其颈部需要特别观察。

轻轻转动宝宝的头，用手温柔地摸一摸其颈部两侧，如果发现一侧有肿块，触摸的时候宝宝不哭闹，外表也不红肿，多数是先天性肌性斜颈，需要做颈部 B 超检查。

不过家长也不要太担心，大部分情况下肿块 2 个月后会开始缩小，4~6 个月后会消失，变成没有弹性的纤维索带[2]。如果同时配合局部按摩、推拿则恢复效果会更好。早发现、早治疗就会早康复，只有少数宝宝是需要做手术的。

3. 看腹部

宝宝吃奶后肚子会圆滚滚的，非常可爱。看腹部主要是看宝宝的小肚肚有无异常、是否对称。

　　1 岁以内宝宝的胃肠功能还不健全，很容易出现消化不良、腹部胀气的情况。而有的宝宝因为排便不畅也会导致腹部鼓鼓囊囊，倘若除了小肚肚一直膨隆，还伴有呕吐、排便哭闹等现象，要注意排除先天性巨结肠、先天性肛门直肠狭窄等问题。

　　除了注意喂养方式，最好定期带宝宝到正规医疗机构做全面体检，以便及时发现宝宝脏器上的异常。

4. 看肢体

　　宝宝的运动发育是循序渐进的，要想了解宝宝的运动发育情况，有个很好的办法就是观察躺着玩耍的宝宝。

　　比如倘若发现宝宝一侧或者双侧的脚踝总是向内侧勾着，长大仍然保持不变，要当心"马蹄内翻足"。经过医生的鉴别，"姿势性马蹄内翻足"可以通过按摩或者石膏矫形治疗后很快恢复。"畸形性马蹄内翻足"则需要手术治疗。

　　再比如，要看看宝宝两腿伸直时左右腿是否一样长，大腿上皮肤皱褶是否对称，这些对发现发育性髋关节发育不良是非常重要的线索。5 个月以下的宝宝只需要在查体时做髋关节 B 超就可以明确诊断。

5. 看皮肤颜色

　　在宝宝出生 0~28 天内，不知道家长是否听说过"天使之吻"，落在宝宝可爱的小脸上，在肉肉的身上，活泼的四肢上，任何部位的皮肤上都有可能发现红色或者暗红色的肿块，有的高出皮肤，有的含在皮肤内，这很可能是一种良性肿瘤——血管瘤。

出生后到5~6月龄是血管瘤生长的旺盛阶段，会不断变大，颜色鲜红。一般到6月龄以后，血管瘤的生长才趋于停止，颜色变暗，大部分在1岁之内消退。

尽管大部分血管瘤可以自行消退，但依旧会有一些需要手术治疗。其实这类血管瘤属于血管畸形。血管畸形不会停止生长和消退，有时候它被误认为是血管瘤，结果越长越大，最终失去了最佳手术时机，或者长得太大，手术切除损伤也大，会留下永久的瘢痕！因此一旦发现可疑的肿块，应立即带宝宝就诊，在医生的指导下观察肿块的变化，建立"肿块档案"，以便及时选择最合理的处理办法。

隐秘角落的3个高风险问题

1. 先天性心脏病

有的宝宝吃奶很慢，吃一会儿歇一会儿，妈妈一直耐心地喂养，心里觉得宝宝可能只是淘气。有的宝宝从没出过家门，家里大人也没有生病，可宝宝却总是感冒，会不会是抵抗力差呀？当出现上述情况时，首先要警惕宝宝罹患先天性心脏病的可能。反复呼吸道感染、发育迟缓、心功能不全等都是先天性心脏病的主要表现。

当然，有些先天性心脏缺损随着宝宝年龄的增大会自然痊愈。但也有一部分宝宝因为发现过晚而错失手术的良机，关键是早查体、定期查体、持续观察！

2. 泌尿系统器官的结构畸形

先天性肾积水，肾、输尿管重复畸形，先天性巨输尿管等泌尿系统常见的先天性畸形在宝宝这个年龄段有时是没有症状的！那什么时候才能被发现呢？

在泌尿系统器官的结构畸形中，有些是以宝宝腹部肿块为最初表现，因为扩张积水的肾盏肾盂[3]导致了肾脏的体积增大，虽然可以手术治疗，但是损伤的肾脏功能却不能恢复了。其实，要想知道宝宝有没有先天性泌尿系统器官结构畸形，只需做一次腹部B超就都解决了。

3. 肛旁脓肿与肛瘘

有的小宝宝屁屁红了，肛门旁边有个红色"大疖子"，一碰就会大哭大闹！涂了药，疖子熟了，里面的脓从破了的地方流出来，过几天皮肤就长好了。本来以为万事大吉了，结果这个地方却反复感染，去看医生，被告之需要做手术！这是怎么回事呢？

家长可能不知道，小宝宝由于骶骨弯曲[4]尚未形成，直肠与肛管呈垂直状态，粪便直接压迫肛管齿状线肛窦处，易造成肛窦损伤而感染发炎。此外，肛门周围由于尿布皮炎，致使毛囊、汗腺、皮脂腺感染，导致皮下脓肿，这些就是肛旁脓肿形成的原因。脓肿破溃以后，脓液得到了引流，皮肤上的瘘口就愈合了，但是有些脓肿在直肠侧也有瘘口，外面的愈合了，里面的却没有愈合，结果脏东西进到瘘口里面，就会形成新的感染。反复几次以后，便形成一条窦道，只能通过手术切除才能根治。所以，一定要选择透气性好的尿布、宝宝的小屁屁要保持清洁和干爽。

（撰稿　孙宁 / 审校　张保刚）

注：

1 头皮血肿机化：头皮血肿长时间未吸收，逐渐形成钙化的过程。

2 纤维索带：细带状纤维组织。

3 肾盏肾盂：肾脏的解剖构成部分。肾小盏构成肾大盏，2~3 个肾大盏汇合成肾盂。

4 骶骨弯曲：脊柱的 4 个生理弯曲之一，即颈椎、腰椎前凸，胸椎、骶椎后凸。

第三节　心理科篇

出生 29 天之后，宝宝将会快速地成长，发生翻天覆地的变化。从只能躺在床上任妈妈"摆弄"的小不点儿，逐渐变成"足智多谋"的小精灵，跟妈妈咿呀交流，肢体灵活，逐步学会抬头、翻身、独坐、爬行、站立及行走，更重要的是情感也越来越丰富、越来越缠人……

健康体检"三连看"

1. 看动作

因颈后肌的发育早于颈前肌，宝宝最先学会以俯卧位抬头，不到 2 月龄的宝宝能抬头 1~2 秒钟，3 月龄能将头抬至下颌离开床面 5~7.5 cm，脸与床面约成 45°，同时能用肘和前臂支撑而抬起胸。宝宝双腿不再是刚出生时的蜷曲状态，而是弯曲或伸直，能抬起腿踢来踢去。2~3 月龄的宝宝的手从紧握拳变成两手张开或轻握拳，拨浪鼓可以很容易被宝宝的手抓握，而不再需要撬开其手指。宝宝会开始吃手，不吃的时候喜欢把手举在眼前盯着看。

4月龄的宝宝被扶坐时可以稳定地将头竖起来，并能自由转动，俯卧时能抬头与床面呈90°。4～5月龄的宝宝能学会翻身，多数先会从俯卧位翻身到仰卧位，然后从仰卧位到俯卧位。用玩具触碰宝宝的手时，宝宝能主动张开手抓住玩具。5月龄的宝宝能前臂伸直，靠腕部支撑将胸抬起。6月龄的宝宝能双手支撑坐一会儿，扶宝宝站起来时，能反复屈膝、跳跃。7月龄的宝宝能独自坐一会儿，会连续翻身，能抓着脚放到嘴里。宝宝会把玩具换手拿，敲、捏玩具。拿玩具逗引宝宝，宝宝能以腹部为中心做"画圈圈"的运动，或者匍匐前进、后退，这些都预示着宝宝准备爬了。

8～9月龄的宝宝已能坐稳并左右转动、身体前伸、爬行熟练，有些宝宝还能自己抓着栏杆站起来。宝宝可以利用拇指、示指和中指指端拿起积木、捏起小物品，喜欢撕纸。10～12月龄的宝宝能独自站一会儿和扶着栏杆走几步，随着平衡能力的提高，宝宝扶走时偶尔会放开手走一步，然后一屁股坐到地上。很快宝宝就能在妈妈的鼓励下连续走好几步，然后扑进妈妈怀里。11～12月龄的宝宝能熟练地用拇指、示指捏起小物品。当宝宝能有意识地松开手里的玩具后，便会开始喜欢扔玩具、把物品丢在地上。

如果宝宝出生后 3 个月俯卧时不会抬头；6 个月手紧握拳不松开，不会伸手抓物，不会扶坐；8 个月不会双手倒换玩具，不会独坐；12 个月不会用拇指、示指捏小物品，不会扶物站立，请及时咨询医生。

2. 听发音

1 月龄的宝宝在清醒状态下喉咙里能发出细小、柔和的声音。到宝宝 2 月龄左右，妈妈能听到宝宝发出"咕咕咕"的像鸽子叫的声音，偶尔还会发出一些简单的元音，如 ah、ch、uh 等。3~4 月龄的宝宝能发出很清楚的两个音节的音，如 goo、la、ma 等。

4~5 月龄的宝宝已经会尖叫，以笑和出声表达情感，可以对着人或玩具"说话"，能转头寻找声源。6 月龄的宝宝能用"叫"来表示不愉快，哭的时候会发出 mum 的唇音。7 月龄的宝宝能同时发出几个单音节音如 da、ba、ga 等，能模仿妈妈发出咳嗽声、咂舌声等。

8 月龄的宝宝能够连续发出两个或两个以上的辅音，如 da、la 等，发音一般无明确的指代。宝宝能分辨自己的名字，能用手势进行交流，要抱时伸手，用摇头表示"不"。10 月龄左右时宝宝能有所指地发"爸爸"音，会拍手表示欢迎、挥手表示再见，当妈妈说"不行"时能停下来，听到"妈妈在哪""爸爸在哪"能转头寻找。11 月龄前后的宝宝能叫"妈妈"，开始说一些由 2~3 个字组成的模糊的话，能表演"躲猫猫"的游戏。12月龄的宝宝当被问到"灯在哪""电视在哪"，能用目光或用手指寻找。

如果宝宝3个月大时对很大的声音没有反应，6个月发音很少，不会笑出声，8个月听到声音无应答，12个月呼唤其名字无反应，建议找专业医生咨询。

3. 看情绪表达

新生宝宝可表现出痛苦、厌恶的情绪和最初的自发性微笑，已有与成人交流的能力。1~6月龄的宝宝看人脸会发出微笑，逐渐从看人脸笑发展到见熟人笑。当妈妈对着1月龄的宝宝点头、说话，宝宝会看着妈妈的脸，同时减少活动或者停止吸吮。2~3月龄的宝宝会以笑、停止啼哭、伸手以及眼神、发音表示认识妈妈，看到奶瓶或妈妈的乳房时会变得高兴。3月龄的宝宝被逗引时会咯咯地笑出声。

3~4月龄的宝宝开始有愤怒和悲伤的情绪。4月龄时，宝宝能主动对妈妈笑，开始对其他宝宝产生好奇心，大孩子跟宝宝讲话时宝宝会显得很高兴，在外面听到儿童的声音会扭头去找。5~7月龄的宝宝会出现恐惧情绪。6月龄的宝宝会主动伸手拉人或以发音的方式进行交流，开始认生。

6~8月龄的宝宝见到陌生人会表现出害羞或焦虑，与妈妈分离时会悲伤。8月龄的宝宝会跟妈妈玩拍手游戏。

9~10 月龄的宝宝喜欢照镜子，喜欢玩"躲猫猫"，能模仿妈妈哄玩偶睡觉。11~12 月龄的宝宝能主动把玩具放到妈妈手里，照镜子时会把玩具给镜子里的自己。1 岁大的宝宝见到新奇事物时会表现出惊奇。

如果宝宝出生 3 个月不注视人脸，不追视移动的人或物品，被逗引时不发音或不会笑，8 个月不会区分生人和熟人，12 个月不会挥手表示"再见"或拍手表示"欢迎"，建议及时咨询医生。

隐秘角落的 2 个高风险问题

1. 分离焦虑

4~5 月龄前的宝宝啼哭时，妈妈应该抱抱宝宝，不用担心宝宝养成不好的习惯。对于再大些的宝宝，妈妈需要先寻找宝宝哭闹的原因，如果是没有原因的哭闹，首先要确定宝宝没有身体不适，等宝宝停止哭闹后，再给予表扬和拥抱。如果宝宝是因为妈妈离开房间而哭，妈妈可以先在另外的房间大声喊宝宝的名字而不是立刻跑过来抱起宝宝。

此外，需要培养宝宝独自睡觉的习惯，如在宝宝瞌睡但未睡着时把宝宝单独放置在小床上，而不是摇睡、搂睡；将喂奶与睡眠分开，至少在睡前 1 小时喂奶；夜间尽量少打扰宝宝，喂好奶、换过尿布后，立刻让宝宝睡觉，不要哄抱。

2. 唐氏综合征

唐氏综合征又称 21- 三体综合征，每 600~1000 个新生宝宝中就有 1 个唐氏综合征宝宝。患唐氏综合征的宝宝会有特殊的面容，包括眼裂小、眼距宽，双眼外眦（外眼角）上斜，内眦（内眼角）赘皮，鼻梁低平，张口伸舌，外耳小，颈短而宽。产前的唐氏筛查（抽血化验）是目前主要的筛查手段，高危孕妇可进一步进行羊水穿刺确诊，出生后的宝宝主要靠染色体核型分析来确诊。

绝大部分唐氏综合征宝宝都有不同程度的智力发育障碍，体格、动作发育迟缓，身材矮小，肌肉、韧带松弛。常伴有先天性心脏病、消化道畸形，甲状腺及血液系统疾病的发生率也明显高于正常人群，免疫力低，容易患感染性疾病。如果发现宝宝有以上特殊面容，一定尽早咨询医生，明确诊断，制定早期的综合性干预策略，尽可能帮助宝宝达到阶段性的成长目标。

（撰稿 / 审校　于情）

第四节　眼科篇

满月后的宝宝有的已经可以和妈妈对视了，宝宝会专注地看着妈妈的脸，眼睛突然变得明亮，显得快乐而兴奋，甚至会手舞足蹈地冲着妈妈笑……此时妈妈当然很欣喜，终于可以和宝宝进行情感交流了。

但有的宝宝和妈妈的眼神交流却并不顺畅，或者眼睛出现了一些不同寻常的表现，妈妈随之变得焦虑，急切地想知道宝宝的眼睛究竟有没有问题。那么这个年龄段宝宝的眼睛有哪些常见问题呢？会不会影响到宝宝的视力发育呢？

健康体检"五连看"

1. 看眼皮和白眼球

如果发现宝宝的眼皮是红色的，可能患上了血管相关性疾病（详见第二章）。而有的宝宝的眼皮及眼周皮肤及白眼球均呈青灰色，称为眼皮肤黑色素沉着症，即太田痣，需要给宝宝定期做检查，如果发现青光眼（一种眼内压力增高引起的疾病）应尽快治疗。也有的宝宝并没有上下眼睑和面部皮肤颜色的变化，而是仅仅发现白眼球表面扁平，呈青灰色，那是眼部黑色素细胞增多症的表现，多数属于良性疾患，而且发展缓慢，一般不会影响视力。

2. 看眼分泌物情况

宝宝突然眼红、畏光、流泪，出现较多像水一样稀薄的分泌物，要当心由感染引起的一种高度传染性结膜炎。这类疾患一般双眼先后发病，病程0~14天，严重者可出现结膜水肿或表面有白色膜状物，结膜下出血，上下眼睑肿胀甚至眼睛完全睁不开，更加严重时甚至会波及黑眼球而影响视力，必须及时带宝宝进行治疗，同时还要勤洗手、勤消毒，避免交叉感染。

3. 看泪囊孔和泪液

经过仔细观察，倘若在宝宝下眼皮偏向鼻子的位置发现一个针尖大小的"小孔"，有时还有液体流出，很可能是先天性泪囊瘘，属于先天畸形。先天性泪囊瘘的病因是在正常皮肤组织下储存泪液的泪囊表面有个与皮肤相通的瘘管，这样泪囊内的液体就容易从瘘管溢出。由于瘘管直接与外界相通，故容易合并感染。总是伴发感染的宝宝应手术切除瘘管。有些宝宝哭的时候"光打雷不下雨"，单眼或双眼没有眼泪，这又是怎么回事呢？其实宝宝不是没有眼泪，其基础泪液分泌[1]是正常的，所以并没有眼干等眼部刺激症状。但是由于宝宝缺乏反射性泪液分泌[2]，所以哭闹时泪液反而分泌少，自然就看不到流泪了。

4. 看视力发育

随着宝宝长大，视力也在逐渐发育。1 月龄的宝宝能够观察视力范围内较大的物体，视线可以追随左右摆动的物体。2 月龄的宝宝双眼协调能力提高了，视线可以跟随拉近和远去的物体，注视近处时双眼会有向内汇聚现象。3 月龄宝宝的双眼协调能力进一步加强，视线能追随缓慢移动的物体，如果这个时候双眼仍不能同时追踪物体，那就应该去医院检查。这个年龄段宝宝的视力已达到看近距离物体的水平。4 月龄宝宝的视力更上层楼，能看到很远的物体。6 月龄之后，宝宝基本可以注视、观察周围及远处的大部分物体。

5. 看眼球位置

如果宝宝出生后几周内一切正常，但在 6 个月内出现一只眼一直向鼻侧偏斜，则可能是婴幼儿内斜视的问题。内斜视会影响宝宝视觉系统发育，导致弱视，严重影响宝宝的视力。排除了其他影响内斜视的疾病之后，就必须手术矫正斜视。术前要积极配合医生进行弱视治疗，即使手术后眼位正了，弱视的治疗也不能松懈，否则可能会影响宝宝最终的视力康复效果。

隐秘角落的 2 个风险问题

1. 家族性渗出性玻璃体视网膜病变（FEVR）

FEVR 起病隐匿，早期很难被发现，通常都是在进行常规眼底检查时发现，或已经发生严重并发症才被重视。这虽然是一种遗传性疾病，但家族内每个患者的临床表现差异很大，有的视力非常好，有的严重到致盲。患者多双眼不对称发病，主要是由于周边视网膜（把眼睛想象成照相机，视网膜相当于相机的底片）不能血管化（即周边视网膜没有血管），因此容易缺氧而引起视网膜增生，从而造成视网膜牵拉、脱离（即视网膜和眼球分离）。这是一种终身性疾病，既可能长期维持稳定，也可能很快致盲。治疗主要是为了阻止病变的进展，对眼底周边视网膜无血管区及新生血管区进行视网膜激光光凝术（即给视网膜打激光）。倘若发生了视网膜脱离，则需要进行复位手术。

2. Leber 先天性黑矇

如果发现 2~3 月龄的宝宝存在"眼球震颤"（即黑

眼球左右不自主摆动），时不时用手揉戳眼睛（即指眼反射），那么宝宝可能得了 Leber 先天性黑矇。Leber 先天性黑矇是一种严重的先天性视网膜营养失调，多与遗传相关，常合并肝肾系统及听力系统异常，往往导致视力很差。目前，这种疾病暂时缺乏有效治疗方法，但未来基因治疗前景乐观。

（撰稿 / 审校　郭珍）

注：

1 基础泪液分泌：正常生理情况下，未接受任何刺激而分泌的泪液主要由副泪腺分泌，保持角膜表面润滑。

2 反射性泪液分泌：外周感觉刺激、视网膜刺激或精神刺激，如哭泣时或眼睛受刺激时反射性地分泌泪液，主要由主泪腺分泌。

第五节　耳鼻喉科篇

经历了与宝宝朝夕相处的 28 天后，新手妈妈是不是越来越得心应手了？在接下来的时间，宝宝将掌握越来越多的技能，如学会用简单的动作或语言与妈妈交流互动。

妈妈是最懂宝宝的人，能够明白宝宝的每一个小动作、眼神……"宝宝最近总爱流鼻涕""最近睡觉时宝宝老是摇晃脑袋，有时候还哭醒""同龄宝宝都开始说话了，我的宝宝好像慢半拍"，这些又成为困扰妈妈的新烦恼。

健康体检"四连看"

1. 看鼻腔

宝宝的鼻腔内有时候会有分泌物，如果清理得太频繁，容易导致宝宝鼻唇周围红痛，但如果不及时清理，又担心宝宝吃到嘴里咽下去。听人常说鼻腔分泌物不需要太担心，这是真的吗？

　　宝宝的鼻腔分泌物有不同的颜色及性状，说明有不同的问题和严重程度。如果分泌物有臭味，那可能是宝宝偷偷将异物塞入鼻腔所致。有的宝宝鼻子里一直有清水样的分泌物，可能与变应性鼻炎有关，若宝宝在低头位时症状更明显，那就要警惕脑脊液鼻漏[1]；倘若是少量血性分泌物，可能是鼻腔黏膜干燥或血管瘤引起的。宝宝感冒后流黏涕或黏脓涕，则往往提示呼吸道感染。

2. 看耳道

　　绝大多数情况下宝宝的外耳道是干燥的，如果宝宝在洗澡时耳朵进了水或吐奶时奶水流进了外耳道，千万别慌张，可以用棉签轻轻擦掉外耳道口的液体，保持其干燥就可以了。切记棉签头不可以探入外耳道太深，这样可能会误伤宝宝！

　　如果宝宝的耳朵里有异常的分泌物流出，首先应想一想宝宝近期有没有感冒、游泳、呛奶……其次，还需要辨别分泌物的颜色。无色透明的分泌物，需要排除脑脊液耳漏[2]。双耳流出的分泌物是黏稠油脂样的，则可能是俗称的"油耳"引起的，如果是这种情况，就不必担心，也不需要处理。

3. 看营养

　　咽部是呼吸道及消化道的共同通道，所以很多耳鼻喉的相关疾病也会引起宝宝的营养发育障碍。比如宝宝的鼻部及咽部通气如果不畅，势必会影响到宝宝的进食，导致宝宝出现消瘦的状态。引起宝宝营养不良的耳鼻喉疾患还有先天性后鼻孔狭窄、喉软化等。宝宝营养发育障碍的程度也是医生决定是否需要进行外科手术的指征之一。

4. 看表达

婴儿期的宝宝已经会用简单的言语跟妈妈进行交流了。正常情况下，3 月龄的宝宝会寻找声音发源地，9 月龄的宝宝能够发出单字与妈妈进行交流。如果宝宝在该说话的月龄还不会说话，或在日常生活中对较大的声响没有反应，一定要给予足够的重视，要知道正常的听力是宝宝言语形成的前提。如果发现宝宝对外界的声音缺少必要的反应，似乎听不到，即使宝宝的听力筛查已经通过，依旧有必要对宝宝的耳部及听力进行认真检查。如果发现宝宝听得到，但不会说，那就需要排查听力及全身情况，排除宝宝是不是听不清楚，或听力完全正常但存在言语发育迟缓或其他情况。

隐秘角落的 4 个高风险问题

1. 急性上颌骨骨髓炎

婴幼儿急性上颌骨骨髓炎多发生于 3 月龄内的宝宝

身上。这是因为宝宝的上颌窦血运丰富，当抵抗力下降时，如果存在因喂养不当导致的口腔黏膜破损或皮肤疖肿等情况，周围组织的感染可以通过血运途径引起上颌窦骨髓炎。该病病情发展迅速，有生命危险。随着抗生素的问世，该病预后大为改观。

2. 先天性后鼻孔闭锁

有一种先天性鼻部发育畸形叫先天性后鼻孔闭锁，分为单侧、双侧、部分及完全闭锁。此病轻者如单侧部分后鼻孔闭锁，仅仅表现为偶尔鼻塞、鼻涕不能回吸，可能被误诊为鼻炎；重者如双侧完全性后鼻孔闭锁，可引起宝宝缺氧、窒息而死亡。比较典型的症状为阵发性呼吸困难、发绀，尤其在宝宝吃奶时更明显，张口呼吸或啼哭时症状缓解。可以将棉签头放在宝宝鼻子前，观察棉签头的棉絮有没有飘动，做一个简单、初步的判断。

3. 分泌性中耳炎

分泌性中耳炎发病率较高，是引起宝宝听力下降的最常见原因之一，以中耳积液及听力下降为主要临床表现。宝宝的咽鼓管（沟通鼻咽部与中耳的管道）与成人有着明显的区别，其咽鼓管接近水平位、管腔短且内径大，所以咽部的感染容易通过咽鼓管进入中耳腔内。此外，不当的喂养方式也可能使得奶水经咽鼓管进入中耳内而诱发感染。部分宝宝表现为突然在夜里出现耳痛、哭闹。经及时治疗，绝大多数宝宝能够痊愈。少数顽固性、复发性或病程较长、已经影响到听力的分泌性中耳炎需要外科干预治疗。

4. 大前庭水管综合征

有一种先天性内耳发育畸形引起的感音神经性听力下降叫大前庭水管综合征。听力下降可在宝宝出生后至青春期的任何时间突然或渐进性发生。听力下降的诱发因素可能是一次轻微的感冒或轻微头部外伤，甚至没有任何明显的诱发因素。即使宝宝做了听力筛查，但这种迟发性听力损失还是极有可能成为"漏网之鱼"。请密切观察宝宝对外界声音的反应及宝宝的语言发育情况。一旦怀疑此病，通过影像学及基因检测能够确诊。

（撰稿 钟玲玲 / 审校 沈蓓）

注：

1 脑脊液鼻漏：是脑脊液通过破损的骨质或破裂处经由鼻腔流出体外，临床主要表现为鼻腔流出无色无味的清亮液体。

2 脑脊液耳漏：是指脑脊液通过中耳腔，经破损的鼓膜由外耳道流出，临床主要表现为外耳道流出无色无味的清亮液体，常见于先天性内耳发育畸形、外伤或手术后。

第六节　口腔科篇

和新生宝宝类似，这一时期的宝宝会面临许多"第一次"，比如第一次长牙、第一次喊妈妈、第一次生病等，父母该如何面对这些"成长的烦恼"，并及时给予正确的呵护呢？

健康体检"五连看"

1. 看面部

宝宝满月之后，应该是娇嫩可爱、白里透红的样子，此时一定要细心观察宝宝的面部颜色是否异常。宝宝面部颜色异样和面部不对称常有以下两种情况：其一，面部出现蓝色或青色的肿物，这是由大小不等的扩张静脉构成的静脉系统畸形，这些肿物会随着身体的发育而增长，并且不会自行消退；其二，婴幼儿血管瘤的早期仅仅表现为红色小斑点，往往在宝宝 1 月龄后体积增加数倍以上，容易导致面部畸形。一定要注意观察，发现问题及时带宝宝到医院检查并接受治疗。

2. 看口腔

宝宝的口腔黏膜是避免病菌侵扰的最重要的保护屏障，其表面存在由各种微生物群组成的生态系统，在正常状态下维持一种动态的平衡。当宝宝抵抗力下降时，可能会在口腔黏膜上形成边界清楚的白色假膜，出生后 0~28 天困扰宝宝的鹅口疮在这一年龄段依旧存在。这是一种由白色的念珠菌感染引起的口腔黏膜炎，需要注意以下几种情况：一是宝宝餐具不卫生，导致白色念珠菌潜伏在宝宝口腔内，引发鹅口疮；二是宝宝在生病的时候，不恰当地使用抗生素和激素，导致口腔内的菌群失衡，白色念珠菌大量繁殖，从而引起鹅口疮。因此，要重视宝宝餐具的卫生，并科学用药，切不可滥用抗生素。

3. 看牙齿

因为个体差异，每个宝宝长牙的时间各不相同。一般来说会在出生后 6 个月左右长出第一颗下前牙，其余牙齿顺次萌出。牙齿的萌出是一个渐进的过程。起初，牙胚[1]上方组织会形成萌出通道[2]，牙齿再沿萌出通道移动。在这一过程中，有的宝宝会在牙龈表面长出增生发红或者青

色的肿物。一般不用过分担心，等牙齿萌出后，这种情况
会自然消失。然而，有的宝宝体质较弱，牙齿萌出时会引
起对应黏膜处的红肿、破溃，严重者甚至伴有全身反应，
如发热、拒食等。这时要带宝宝去医院及时处理。

4. 看舌头

注意观察宝宝舌头表面黏膜的变化。如果宝宝的舌头
发黑或呈棕灰色，要认真想一想是否给宝宝吃了特殊食物
或者药物。倘若宝宝的舌头表面出现许多放射状或不规则
裂沟，这既可能是一种先天的发育缺陷，也可能是缺乏维
生素 B 或黏液性水肿所引起的。有的宝宝舌头表面光滑如
镜面，色泽红绛，则暗示多种疾病发生的可能性，如慢性
贫血、干燥综合征及维生素缺乏症等。如有上述情况，请
务必带宝宝来医院完成血常规、微量元素、念珠菌镜检、
叶酸及维生素 B_{12} 测定等检查，明确病因，对症治疗。

5. 看口水

这一时期的宝宝有个明显的特点——口水多。这是因
为宝宝的口腔较浅，不会调节口内过多的液体，于是便发
生了流口水现象。特别是5~6月龄的宝宝，因为出牙的刺
激，口水分泌增多，一般随着牙齿萌出，口腔深度增加，
宝宝将逐渐学会用吞咽来调节过多的液体。在这期间，需
加强对宝宝的相关护理，尤其要避免因口水导致的口周皮

肤湿疹。要注意的是，如果宝宝分泌的唾液特别多，或者2~3岁后还不停止，这种情况在隋代《诸病源候论》中被称为"滞颐"，多是由于脾胃虚寒引起的，建议带宝宝到医院，由医生结合宝宝的智力、动作等发育情况加以综合判断，合理治疗。

隐秘角落的 5 个高风险问题

1. 原发性牙齿萌出障碍

原发性牙齿萌出障碍（PFE）是一种常染色体显性遗传疾病[3]，系由于牙齿萌出机制本身出现异常而导致的牙齿萌出障碍。宝宝的多颗乳牙萌出异常，部分乳牙下沉，特别是第二乳磨牙下沉。原发性牙齿萌出障碍常影响恒磨牙，造成后牙无法形成正常的咬合关系。其诊断和治疗均较为困难。

2. 先天性牙龈增生—牙萌出异常—角膜营养不良

先天性牙龈增生—牙萌出异常—角膜营养不良俗称Rutherfurd 综合征，学名 Rutherfurd 型眼—牙综合征，是一种先天性疾病。患病宝宝的牙龈过度增生，出现伴牙萌出障碍、牙齿数目和大小异常，角膜[4]混浊、无虹膜[5]，皮肤黄斑色素沉着等。

3. 遗传性皮肤黏膜静脉畸形

有的宝宝口腔黏膜内会发现蓝紫色的瘤体，这是黏膜内的静脉血管畸形，会随着宝宝的成长而缓慢生长，这种疾病叫遗传性皮肤黏膜静脉畸形，是一种非常罕见且不会自行消退的血管畸形遗传疾病，一定要尽早发现、诊断、治疗。

4. 歌舞伎面谱综合征

如果宝宝出现眼睑外翻、弓形眉、浓妆容貌，颌面部常伴小下颌、腭盖高拱、腭裂等特殊面容，类似于日本传统歌舞伎演员的面谱，被称为歌舞伎面谱综合征。目前认为该病是一种染色体异常引起的遗传病。

5. 第一、二鳃弓综合征

第一、二鳃弓综合征在我国的发病率很高，仅次于唇腭裂。这类疾病最常见的症状是面部发育畸形及不对称，同时还会引起眼眶及耳朵的发育异常，严重的会影响到宝宝的身心健康。

早预防，早发现，早治疗，做宝宝成长的"保护神"，为宝宝健康成长保驾护航，这是爸爸妈妈和医务人员共同的责任。

（撰稿 宋达 / 审校 徐文靖）

注：

1 牙胚：来源于牙板及邻近的外胚间叶组织，由成釉器／牙乳头和牙囊构成。之后会逐渐发育成正常的牙齿。

2 萌出通道：牙胚引导周围骨组织选择性吸收和沉积，使引导管扩宽，形成萌出通道。

3 常染色体显性遗传疾病：致病基因位于常染色体上，且单个等位基因突变即可起病的遗传疾病。

4 角膜：位于眼球壁外层前部的透明部分。

5 虹膜：位于眼球壁中层的扁圆形环状薄膜。

第四章

2~3岁儿童健康管理

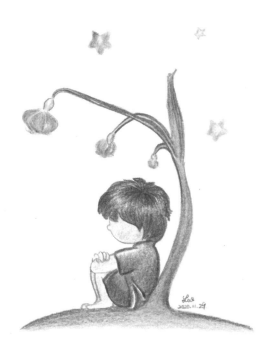

第一节 内科篇

经过 365 天的茁壮成长，宝宝满一周岁啦！

从现在开始，宝宝的发育进入了崭新的阶段，接下来2~3 岁的这段时光里，宝宝的成长速度会比 29 天~1 岁的时段逐渐放缓，中枢神经系统的发育速度也稍微减慢。此外，宝宝的饮食结构会发生重大变化，随着停乳期的到来完成断奶，逐渐接受更丰富的饮食种类。

在感知能力与自我意识方面，宝宝开始用更多元的方式探索世界。同时，新的问题也会接踵而至，这就要父母和宝宝一起成长，练就火眼金睛，见微知著、窥斑见豹，细心观察宝宝生长发育过程中的任何异常，更好地呵护宝宝健康快乐地成长。

全面健康体检，关爱宝宝成长

随着母体带来的各种微量元素慢慢被宝宝消耗殆尽，合理的饮食结构变得日益重要，否则很可能会出现微量元素缺乏的现象，进而造成相应的营养缺乏相关性疾病。此时，宝宝的饮食结构发生着变化，从奶制品、辅食，渐渐过渡为以半流质饮食[1]及固态食物为主，食材的多样性也日趋丰富，因此发生消化功能相关疾病的概率也较之前有所增加。父母最好为宝宝进行定期全面健康体检（至少每年一次）。一旦发现宝宝身体存在异常状况，要尽早就诊。

体检前的准备如下：

体检卡和预防接种卡上面记载着宝宝以往体检和接种疫苗的详细资料，健康体检时一定带上，以便医生了解既往情况。

由于多数检查项目均需脱去外衣，因此为宝宝选择便于脱掉的衣服，如上衣最好穿对襟衣服。

2岁以内的宝宝可能还不能完全自如地控制排便，最好给宝宝带上备用的纸尿裤和替换的衣服，以保证清洁卫生与舒适。

2岁以上的宝宝可以事先以玩游戏的方式进行预演，在宝宝可以理解的范围内让宝宝提前了解体检的一些形式，这样能让宝宝有些心理准备，减少对体检的恐惧感。

可以把平时观察到的宝宝某些特殊情况或怀疑不太正常的情况总结记录下来，体检时向医生咨询，这样可以提高体检的效率和精准度。

温馨提示：2~3岁宝宝的体检如果能做到每6个月一次是最好的，其中2岁、3岁是必须格外重视的时间节点。2~3岁宝宝全面体检内容包括但不限于称体重、量身长、测头围，检查颈部、耳朵、眼睛、牙齿、腹胸部、生殖器等，检查心肺功能、验大便和血红蛋白。

精彩无处不在，请您记录下来

1. 生长数据

对于2~3岁的宝宝，生长数据主要包括头围、身长和体重。如果把这些数据以一定的方式绘制成曲线，就能更加直观地了解宝宝在这一阶段生长发育的趋势。如果拿自家宝宝的曲线与标准生长曲线进行对比，还能确认宝宝的生长发育是否存在偏离平均值的情况，这是提高科学育儿水平，完善监测营养与健康状况的得力工具。要想获得精确的生长数据，一定要掌握正确的测量方法。

（1）称体重

工具：刻度精确到0.01 kg的体重秤。

测量值：以千克为单位，精确到小数点后2位。

测量方法：2 岁以上能够配合的宝宝，可以直接站在体重秤上称重。

标准化估测值：2 周岁（即 24 月龄）宝宝体重平均10.39~14.46 kg，多在 12.5 kg 左右。此后生长略趋缓慢，至 3 周岁（即 36 月龄）宝宝体重平均 12.27~16.92 kg，多在 14.5 kg 左右。

（2）量身长

工具：刻度精确到 0.1 cm 的尺子。

记录值：测量值应具体到 0.1 cm 或 1 mm。

测量方法：由于 3 岁以下宝宝的配合能力较差，站立位测量很难得到准确数值，会影响宝宝生长速度的评估，所以应该以平卧位测量身长（具体测量方法参见第三章）。

标准化估测值：2 周岁（即 24 月龄）宝宝身长平均87 cm。至 3 周岁（即 36 月龄），宝宝身长平均 96~97 cm。人体全部的长度可分为上、下两部分，医学上称为上部量[2]和下部量[3]。上部量的增长反映了脊柱的发育，下部量的增长反映了下肢长骨的生长，而 2~3 岁宝宝的下部量增长速度高于上部量。

（3）测头围

工具：刻度精确到 0.1 cm 的软皮尺。测量用的软尺不能过于柔软，否则测出的数据会不准确，但也不能太硬，否则会划伤宝宝。

测量值：以厘米（cm）为单位，精确到小数点后 1 位。

测量方法：宝宝的大脑在持续增长，头围也在进一步增加，依旧是生长数据测量的重点（具体测量方法参见第三章）。

标准化估测值：2 周岁的宝宝头围平均 48 cm，至 3 岁达到 48.5~49 cm。头围过大要注意脑积水、佝偻病等疾病，而头围过小要注意智力发育是否迟缓。

（4）绘制生长曲线图

生长曲线图的横坐标为年龄，纵坐标分别为头围、身长和体重。绘制方法也与 22 天 ~1 岁宝宝的生长曲线一致。只不过 2~3 岁宝宝处于相对快速的生长期，这几条曲线都应该是自左向右不断上升的"S"形曲线。

温馨提示：不同宝宝的头围、身长和体重肯定会存在差异，这在很大程度上取决于遗传因素，同时也受地域分布的影响。我国幅员辽阔，南北跨度大，南、北方宝宝的生长指标会有一定差别。一般情况下，北方宝宝的各项数值的平均值略高于南方宝宝。在参考标准生长曲线来评估宝宝的发育水平时不必过于紧张，当实际情况明显低于预期值时，最好请专业医生协助评估。

2. 饮食日记

饮食日记又称食物日记，用于记录宝宝每餐所吃的食物种类和总量，以及进食后胃肠和全身的各种反应与变化。丰富的食物为宝宝提供了能量、水分、碳水化合物、脂肪、蛋白质、矿物质、维生素等维持生命的各种元素。食物的总量、不同的食物种类和加工方式也会对宝宝的健康产生不同程度的影响，甚至会造成疾病。不合适、不健康、不洁净的食物既可能是引发病痛的病因，也可能是加重病情的诱因。

（1）日记撰写起点

2~3 岁宝宝的肠道消化能力和免疫功能尚未健全，容易出现对食物的不良反应，特别是食物过敏反应，这就更显出写饮食日记的必要了。建议最好从开始加辅食起就记录宝宝的饮食情况。对于食物过敏的宝宝，由于每天摄入食物种类较多，很难知道是哪种食物造成身体不适。每个宝宝的过敏症状，表现不一定相同，有时差别较大。目前仅有与部分食物相关疾病有特殊检查方法，大多数食物反应尚缺少有效的检查方法。对食物过敏的宝宝会抵触某些食物，从而影响营养摄入和身体健康。因此，只有通过写饮食日记，从添加辅食开始记录一段时间内宝宝所吃食物的总量、种类和身体的反应，才能判断何种食物对身体造成了不利影响，并确定是病因还是诱因。

（2）日记叙述重点

饮食日记主要记载的内容包括进食时间、食品或饮料的种类和总量；进食以后的主观感觉和症状，如腹痛、恶心、呕吐、反酸、腹胀、腹鸣、肛门排气等胃肠症状；大便次数、干稀程度以及颜色等；有无食欲减退、头昏、乏力、皮疹等情况出现。每周小结一次并记录一次体重。首次记饮食日记应持续记录1~2月，这样能较为正确地反映饮食与疾病的相关性，总结起来才完整，分析结果才可靠。一旦出现状况，医生可以通过这些详细而精准的记录准确地判断食物是否为病因。

温馨提示：记录饮食日记的本子可要保存好，万一宝宝出现身体不适，就可以协助查找症状出现前1~2天宝宝所吃的食物，分析当日或前日进食种类和数量，有助于找到某种食物与症状、疾病的相关性，决定日后添加或剔除该食物，观察症状是加重还是减轻，从而了解该食物是否为病因。如某日宝宝肛门排气增多，饮食日记反映当日或前日饮用了较多的豆浆。数日后肛门排气再次增多，同样与饮用豆浆有关，不吃豆浆后肛门排气减少，就应该少饮豆浆。通过持续的阶段性记录，可以发现宝宝不耐受或有不良反应的食物。

3. 体温监测

很多家长喜欢用手摸摸宝宝的额头，通过自己的感觉来判断宝宝的体温是否正常，其实这个方法是不正确的。成人的手在宝宝额头体验到的凉或热的感觉其实只是代表宝宝额头温度与成人手掌温度的温度差，并不能说明宝宝是发热还是体温偏低。只有在宝宝高热时手摸宝宝额头才有判断作用。

工具：水银体温计最常用，具有测量准确、稳定性高的特点，还有价格低廉、不用外接电源的优点，但易破碎，存在水银污染的可能性。电子式体温计、多功能红外体温计使用起来非常方便，其不足之处在于受电子元件及电池供电状况等因素影响，稳定性和准确度不如水银体温计。

测量值：精确到 0.1℃。

测量方法：正确的测体温方法首先要选择一支合格的体温计。一般使用腋下测温法，这个方法安全、方便。将消过毒的体温计水银头放置于宝宝腋窝中，让宝宝的上臂夹紧腋窝，保持约 5 分钟即可。正常体温为 36~37℃。尽管肛门内测温法更准确，但会带来一些不适感，操作不当还会有一些潜在的危险，不建议没有经验的家长在家操作。其做法为把涂抹润滑油的肛表水银头轻轻插入肛门内 30~40 mm，停留 3 分钟即可，正常测量体温为 36.5~37.8 ℃。

标准化估测值：腋窝温度在 36~37℃，肛门内温度在

36.5~37.8℃。

温馨提示：由于哭闹、运动及喂奶会加快宝宝的代谢，使体温略微升高，因此不要在宝宝哭闹、运动、喂奶后立即测量体温，应至少间隔半小时以后再测量。室内环境温度会在一定程度上影响宝宝的体表温度，因此在测量腋窝温度时不要在过冷或过热的环境下进行。

健康体检"六连看"

1. 看体型

在很多父母的眼中，白白胖胖是可爱宝宝的重要标志。也许您没有意识到，过度肥胖是一种疾病，可能对宝宝的健康造成严重不良影响。肥胖病是由于长期能量摄入超过人体的消耗，导致身体脂肪含量过多，体重超过一定范围而引起的慢性营养障碍性疾病。近年来，全球儿童肥胖病发生率不断升高，中国儿童也呈逐年上升趋势。

儿童肥胖日益成为影响儿童身心健康的重要问题，并可导致成年后的一系列疾患。越来越多的科学证据显示，肥胖是导致代谢综合征的危险因素，将来发生高血压、高血脂、糖尿病、冠心病、脑卒中等疾病的概率大大升高。

要判断宝宝是否肥胖，首先要进行准确的体格测量（包括体重与身长），有条件的还要到医院进行身体脂肪含量分析。运用测量到的体重与身长数据可以算出身体质量指数（BMI），BMI= 体重（kg）÷ 身长（m）的平方（m^2），2~3 岁宝宝的 BMI 如果超过 17，符合肥胖病的诊断标准。

宝宝肥胖是多种因素共同作用的结果，包括遗传因素、环境因素、疾病和药物因素。基因学研究证实，有 600 多种与肥胖相关的基因位点。肥胖被认为是一种多基因遗传，是多种基因相互作用的结果。因此，宝宝是否肥胖有着明显的遗传倾向，遗传因素的作用占了 40%~70%。宝宝的生活环境、饮食、运动、生活方式也是可能导致肥胖的重要因素。

出生后非母乳喂养的宝宝肥胖的可能性大于母乳喂养的宝宝。如果给宝宝摄入过多高脂肪、高热量食物，或者任由宝宝暴饮暴食也会造成宝宝肥胖。宝宝活动太少，没有消耗过多能量也是导致宝宝肥胖的危险因素；甲状腺激素缺乏、皮质醇分泌增多、长期使用糖皮质激素等也可以导致肥胖。

如果发现宝宝体重增长过快，就要提高警惕，千万不要把病态的肥胖当作宝宝身体健康的表现。2~3 岁的宝宝正处于生长发育期，所以对于肥胖宝宝采取的各种措施应该以不妨碍宝宝的正常生长发育为准，千万不要过度限制宝宝的饮食，要采用饮食控制、加强运动、养成良好生活习惯相结合的综合管理方式。

2. 看肤色

如果宝宝的皮肤苍白，营养性贫血。厌食、偏食、辅食添加不足等会引起营养素摄入不足，反复腹泻、呕吐会引起营养素丢失过多或吸收障碍，生长发育过快会导致营养素摄入相对不足。这些都可能导致造血物质缺乏而引起营养性贫血。

营养性贫血发病过程缓慢，早期一般表现为皮肤、口唇及甲床苍白，导致宝宝易疲乏、不爱活动，还可能有食欲减退、异食癖（喜欢吃无法食用的东西，如泥土、墙皮等）、烦躁不安、精神不集中、记忆力减退、容易感染等表现。

由于宝宝早期症状不明显，妈妈也许以为自家宝宝天生丽质、皮肤白皙呢，结果耽误了早期干预。如果发现宝宝皮肤过白、缺乏血色，就要注意观察有无其他伴随症状，建议到医院查血常规明确是否贫血以及严重程度。如果想进一步明确营养性缺铁性贫血的原因与类型，还需要进行静脉血检测，甚至骨髓检查。

确诊后需要针对缺乏的营养素进行补充治疗。最常见的 2~3 岁宝宝营养性贫血是由铁缺乏引起的缺铁性贫血以及维生素 B_{12}、叶酸缺乏引起的巨幼红细胞贫血。对于营养性贫血，预防是关键，家长应及早给宝宝添加肉类等富含铁与维生素 B_{12} 的食物，让宝宝适当摄入瓜果蔬菜，纠正偏食，就能有效预防营养性贫血的发生。

3. 看排便

排便干硬、间隔时间延长都是不正常的现象。一般3天以上排一次硬便并伴有排便困难，就可以算作便秘。2~3岁宝宝的饮食由婴儿期的以乳类为主的液体食物或稀薄的粥状食物逐渐转为与成人饮食相似的固体食物为主，导致发生便秘的概率大大增加。

也许有的家长会说这是"攒肚"，没有关系的。其实"攒肚"是一种民间说法，指的是宝宝排便规律的生理性暂时性改变。宝宝由于进食量、食物种类改变等原因，在一段时间内排便间隔延长，但这种情况下大便通常不会干燥，也不会出现排便困难、排便哭闹的现象，而且很快会恢复至原来的排便规律。

若2~3岁的宝宝没有形成良好的排便规律，或者长时间排便间隔延长、排硬便、排便困难甚至采取站立位等异常排便姿势，就要警惕宝宝的健康出问题了。比如进食量不足，产生的食物残渣少；挑食，很少吃瓜果蔬菜等纤维丰富的食物；作息不规律，没有养成按时排便的习惯，这些都容易引起便秘。

还有少数宝宝可能是由于结肠冗长症、结肠肿物等疾病造成便秘。一旦发现宝宝有异常排便表现，应该仔细回顾宝宝的生活细节，改变不良生活习惯，增加蔬菜水果的摄入，避免宝宝缺水。如果仍然无法改变宝宝便秘的情况则要及时就医。

4. 看食欲

宝宝不爱吃饭怎么办？这是生活中经常遇到的问题。还有一些宝宝舌面出现像地图一样的花斑，反复口腔溃疡，总是感冒，反应慢、注意力不集中，皮炎、皮肤粗糙，爱掉头发，晚上看不清东西、眼睛红，许多父母都被这些问题困扰过。这是什么原因造成的呢？答案很可能是锌缺乏症。

2~3岁的宝宝如果有了上述症状，最好到医院检查。如未能及时发现并有效治疗，很可能会引起宝宝味觉减退，生长发育减慢和落后，反复感染，夜间看不清东西，学习能力下降、智力发育迟缓、行为改变和情绪转变等一系列问题。

做一个血清锌浓度检测就可以确定病因。除了进行补锌治疗外，还可以同时进行食疗，如牛肉、肝脏、鱼肉等动物性食品含锌丰富且易于吸收，绿色蔬菜和豆类也要适当摄入。预防缺锌是关键，要坚持平衡膳食、避免偏食和只吃零食的习惯。

5. 看啼哭

家中有个"夜哭郎"，妈妈心里直发慌。宝宝晚上总是哭，究竟是怎么了？宝宝如果同时有易烦躁、易醒、多汗、枕秃等问题，就要高度怀疑佝偻病了。

营养性维生素 D 缺乏是引起佝偻病的最主要原因，以骨骼形态异常为突出特点，结合血液检查可以确诊。如果用双手固定宝宝头部，指尖稍用力压迫头顶或后脑，可有按压乒乓球的感觉。在佝偻病早期，宝宝的头会表现为"方盒样"，即方颅，头围会增大，形成类似白炽灯泡一样上大下小的头形。由于钙缺乏，宝宝的兴奋性增高，很难入睡，躺在枕头上不断左右摇头，后脑勺的一圈头发就被磨掉了，"秃了一圈"，被称为枕秃。

佝偻病如果未能得到及时干预，骨骼会逐步变形。急性期还有发生抽搐、喉痉挛的可能，严重时会危及生命！因此，一定要尽早发现异常，带宝宝尽快就医。平时可以通过增加宝宝的户外活动，补充维生素 D、钙、磷和蛋白质等营养物质来积极预防。

6. 看排尿

宝宝排尿次数多，甚至刚刚尿完又要尿，这应当引起妈妈的注意，这到底会是什么问题呢？首先要看看宝宝除了排尿次数增加外是不是伴有其他表现，每次排尿的尿量如何。如果宝宝除了尿频之外，每次排尿量并不多，而且还伴有想尿就憋不住的感觉（尿急）、尿道有烧灼感和疼痛感（尿痛），甚至排尿时哭闹，并伴有体温升高、食欲减退、呕吐等，很有可能是发生了尿道感染。

倘若宝宝白天排尿数十次，每次就尿一点点，晚上整夜也不起一次，又没有其他症状，可能是宝宝大脑皮质发育尚未完善，排尿中枢控制功能弱，以及受到精神刺激、过度紧张使膀胱神经功能失调，出现神经性尿频。这时需要消除宝宝紧张、恐惧的情绪，坚决做到不打骂宝宝，否则宝宝就会更紧张，症状更重，特别是在宝宝排尿时不能太关注，更不要当着宝宝的面谈论宝宝尿频、尿急的事。

如果宝宝排尿次数增加的同时尿量也增加，要注意尿崩症、糖尿病等疾病。引起尿频的原因很多，包括尿道因素、饮食饮水因素、神经性因素，甚至有可能是患有全身性疾病，尿常规检测可以帮助进行初步判断。当然，只要父母心存疑惑或者觉得自己判断起来把握不大，一定要带着宝宝到正规医院就诊。

隐秘角落的5个高风险问题

1. 抽搐

提起抽搐，家长们一般会在脑海中浮现这样的场景：宝宝全身肌肉僵硬绷紧，伴随一阵阵抽动，头向后仰，全身向后弯呈弓形，双眼向上翻露出白眼球，神志不清，嘴角吐出白色泡沫。这确实是抽搐的表现，用医学术语讲，称为全身强直阵挛发作。但还有一些发生在身体局部的抽搐发作，由于表现不明显而容易被忽视。比如肌阵挛发作的宝宝身体一侧或某个肢体、某个部位突然出现强烈的不随意的肢体抽动，可能会间隔几秒重复抽动4~5次，看起来就像因为寒冷而打了几个寒战。再比如"失神发作"的宝宝表现为正在进行的活动突然中止。如果正在说话，会突然停止或减慢说话速度；如果正在吃东西，会把食物停在嘴边，甚至掉落手中的勺子、筷子等餐具。这时宝宝的意识是丧失的，短短几秒后一切恢复正常，看起来就像"走神"了，而其实这些现象都是抽搐发作的表现。一旦发现宝宝的异常情况要及时就医，有条件时用手机等设备把宝宝的异常状况拍摄下来，在就医时为医生提供更多的判断依据。

2～3岁宝宝的神经系统发育不完善，大脑发育还不成熟，在身体高热时较容易发生抽搐。这种抽搐发作时间短暂，抽搐后神志恢复快，大多发生在发热的早期，在一次发热中常只发作一次抽搐，被称为热性惊厥。除了发热，脱水、低血糖、脑部病变、外伤、肿瘤等都可能造成抽搐，一旦出现症状，家长应立即带宝宝去医院就诊，以免延误病情。

2. 腹痛

宝宝常常会对妈妈说"肚肚疼"，这是什么原因引起的，是否应该马上带宝宝去医院就诊呢？一般这个时候妈妈会非常焦虑，也难怪，腹痛隔肚皮，难解其中谜！对医生而言，腹痛也是内、外科交集最多的一类症状，性质和程度很难界定，感觉因人而异，病因可轻可重，现在就来揭开谜底吧。

有的宝宝表现为突发性腹痛，神情痛苦，心情烦躁，严重的甚至表情淡漠，若伴有发热、呕吐、腹胀、便血的症状，有可能患有急性阑尾炎、急性胰腺炎、肠套叠等外科急腹症，必须及时带宝宝去医院就诊。有的宝宝腹痛时以腹泻或呕吐为主要表现，就要考虑急性胃肠炎的可能性，也要及时到医院就诊。

倘若宝宝是间歇性的腹痛，位置不固定或位于肚脐周围，腹痛过后不影响行走，能正常饮食，并且喜欢妈妈帮自己揉揉肚子，一般都是功能性腹痛。功能性腹痛的宝宝要注意避免受凉，避免刺激性、寒凉的饮食，注意肚子和小手、小脚丫的保暖，还要适当多吃蔬菜水果，防止大便干燥。2~3岁的宝宝由于语言表达能力不强，家长一定要仔细观察，别放过任何蛛丝马迹。只有当宝宝腹痛不剧烈、精神状况好、不伴有发热症状时，才可用热敷肚子的方法减轻症状。

3. 便稀

宝宝平时排便正常，但只要吃了母乳或配方奶粉、含乳食物（如奶油蛋糕等）就会出现粪便中水分偏多的现象，甚至会发生明显的腹泻症状。这可能是因为乳糖酶缺乏而出现乳糖不耐受引起的。其实乳糖酶缺乏的人在世界各地广泛存在，尤其是我们亚洲人，但大部分人不会出现明显的不舒服，2~3岁宝宝的饮食中还会有较多的乳类成分，所以也容易出现明显症状。

在哺乳动物的乳汁中有一种重要营养成分——乳糖，它是婴幼儿最重要的能量来源。乳糖进入人体后，小肠会产生乳糖酶，这种酶会把乳糖分解成葡萄糖和半乳糖。葡萄糖是宝宝身体所需能量的重要来源，而半乳糖是宝宝大脑及神经组织发育的重要营养成分。

如果宝宝乳糖酶缺乏或者活性降低，就会有许多乳糖进入大肠被细菌发酵为醋酸等短链脂肪酸和二氧化碳等气体，使肠道内环境发生变化，水分增多，宝宝就会出现腹泻。由于大量二氧化碳等气体聚集于肠道，宝宝会出现腹痛、腹胀等。这时需要带宝宝到医院就诊，判断是不是乳糖不耐受。如果确诊，就要避免喂食奶制品等含乳糖的食物或服用乳糖酶，以免造成宝宝营养不良及电解质紊乱。

4.打嗝

打嗝分为两种情况：一种叫嗳气，另一种叫呃逆。嗳气也被称为"打饱嗝"，是指胃里面过多的气体出现逆流，从口腔中排出。胃里的气体一般是在宝宝吃饭、讲话、喝水时吞进去的，所以平时要让宝宝吃饭时细嚼慢咽，尽量减少气体进入胃内。有些宝宝在精神紧张时会不自主地吞咽气体，一旦胃内积存的气体足够多，就会造成嗳气。嗳气也是很多消化系统疾病常见的症状之一。2~3岁宝宝的消化功能还不完善，消化酶产生较少，食物在胃内滞留时间较长就会腐败发酵，产生很多气体而引起嗳气。所以，为宝宝准备食物时，要把不易嚼碎的食物精细化加工，避免食物过大。在烹调时尽量减少油炸、煎烤，防止食物在胃内长时间停留。

呃逆是一种生理现象，是由于分隔胸腔与腹腔的膈肌发生痉挛（不受控制的快速收缩），空气被迅速吸进肺部，气体引起声带之间的裂隙骤然收缩，发出奇怪的声响。在宝宝饮食过快、过饱或者摄入很热或很冷的食物、饮料的时候可能会引起呃逆。发生呃逆时，可以给宝宝喝一大口水，让宝宝分几次快速地咽下去，或者连续吞水就可以抑制。如果宝宝频繁发生呃逆，而且难以停止，这可能是疾病引起的顽固性呃逆，既可能是中枢神经系统疾病，如脑炎、脑肿瘤、脑出血等，也可能是膈肌疾患，包括膈胸膜炎、膈疝等，这时赶紧去医院就诊。

5. 反酸

有时宝宝会突然出现吃了酸味食物后的表情，并且伴有不自主的吞咽动作，甚至会被呛而发生咳嗽。这是宝宝发生了胃食管反流。胃食管反流是指胃里面的东西向上反流到食管，甚至到嘴里。由于反流物含有胃酸，所以宝宝会感到不舒服，会努力地把酸水吞咽回去。在胃与食管交界处，食管的下端，有一圈环形的肌肉，平时是收紧的，防止胃里面的食物与胃酸反流到食管甚至嘴里。1~3岁的宝宝由于尚未发育成熟，这圈环形的肌肉功能不完善，比较松弛，容易发生反流。很多食物会引起这圈环形的肌肉松弛而造成反流，如含咖啡因的食物（咖啡、巧克力、茶等）、高脂食物（糕点、油炸食品、花生酱等）等，所以要让宝宝远离这些食物。胖宝宝腹腔内压力比较大，容易发生反流，因此要注意控制体重。此外还要养成良好的生活习惯，避免睡前 2 小时进餐，避免进食过饱，避免大量饮用汤或饮料。这些措施都有助于减少反流，如果采取措施后宝宝仍然出现反流症状，就要请医生帮忙解决问题了。

（撰稿 张宏伟 张琳 / 审校 张宏伟 刘薇）

注：

1 半流质饮食：一种介于软饭与液体食物之间的饮食，比软饭更易咀嚼和消化。纤维质的含量极少，含有足够的蛋白质和热能。常用的半流质食物有肉松粥、汤面、馄饨、肉末、菜泥、蛋糕、小汤包等。

2 上部量：自头顶至耻骨联合上缘（也就是沿着人体中线，自肚脐以下摸到的第一个突起的骨头的地方）的长度为上部量。

3 下部量：自耻骨联合上缘至足底的长度为下部量。

第二节　外科篇

与之前相比，幼儿期宝宝的生长发育速度虽然会稍减慢，但智力发育却更加迅速。这一时期应关注宝宝生长发育的每个细节，如何及时发现细微的异常状况则是爸爸妈妈们更为关心的问题，也是儿童健康管理工作者最为重要的职责。

"女本柔弱，为母则刚"。面对宝宝，相信每位妈妈都会变成阿加莎·克里斯蒂笔下的名侦探马普尔小姐，能用慧眼去发现宝宝身上的小问题。那么我们来看看，身为名侦探"马普尔·妈妈"，可能会发现哪些重要的观察细节吧。

健康体检"五连看"

1. 看头部外观

看头面部的外观，有无颅缝早闭，有无颅骨畸形。定期测量宝宝的头围，观察头颅的形状。如果前额方方的，头围增大，已经一岁多前囟还没有闭合，需要排除脑积水。脑积水宝宝在病程前期并无明显表现，随着病情的进展才会有症状。如果等到宝宝出现四肢力量差、吃东西呕吐，甚至出现"落日征"[1]时才被发现，即便给予治疗，也可能会影响宝宝的智力和运动发育。

2. 看身体外观

从头到脚查看宝宝皮肤上出现的任何异常的色素沉着，有无窦道开口、肿物，定期检查，记录变化。有一些宝宝在胎儿期身体组织没有发育好，在宝宝身体的不同部位可能会找到像小针孔一样的"点点"。倘若这些皮肤上的开口与深部重要组织相通，感染后会给宝宝身体造成很大伤害。比如颈部正中皮肤上可能会出现这种"点点"，细菌就会从这个地方侵入、感染身体，这种疾病叫作甲状舌管囊肿和瘘，是需要手术治疗的。

3. 看胸部状况

看胸部外观有无异常，是否对称。尽管现在不太常见，但是鸡胸（胸脯中间凸起，两侧低平）、漏斗胸（胸脯中间凹陷，肩膀往前伸，有点儿驼背）还是时有发生，应该通过观察胸部外观尽早发现。

4. 看躯干肢体

看宝宝脊柱是否弯曲，四肢长短、粗细是否一致、对称。如果宝宝没有受过伤，但膝关节周围或小腿前侧疼痛，外表看着不红、不肿，活动正常，大多是因为宝宝活动量相对较大、骨头生长较快、与周围的肌肉和韧带的生长发育不协调导致的，多发生在夜间，就是大家常说的"生长痛"。此外，如果宝宝说腿疼，要注意观察宝宝双腿的外观。如果双腿并拢呈"O"形，应警惕"膝内翻"；如果宝宝走路摇摆，像个小鸭子，或者走路"外八字"，要当心"膝外翻"。

5. 看隐私部位

检查肛门与外生殖器。男宝宝常见的问题是鞘膜积液、腹股沟疝和包茎。需要特别注意的是，如果宝宝突然出现哭闹、呕吐，本来可以回缩的包块回不去了，而且不让触碰，有发生嵌顿疝的可能，要马上到医院检查，否则会出现肠坏死的危险。

先天性包茎亦称生理性包茎，几乎见于每一个正常的新生儿及婴幼儿。3岁以后阴茎生长，外翻包皮可显露阴茎头。如果宝宝的包皮口非常小，分泌物积留于包皮下，会经常刺激黏膜，可造成阴茎头包皮炎。有时候会发现包皮里面有个小疙瘩，即包皮垢，会引起包皮炎，需要到医院分离粘连，去除包皮垢。而有的女宝宝存在小阴唇粘连，宝宝经常出现外阴痒、屁屁红，可能是因为粘连使分泌物积聚而感染所致。

隐秘角落的 5 个高风险问题

1. 颅内肿瘤

儿童肿瘤的出现有明显的年龄特点。2~3 岁宝宝的颅内肿瘤位居最常见肿瘤的第二位。

宝宝呕吐可能绝大部分确实是脾胃不和、消化不良引起的。不过倘若发作频繁，走路不稳而总是跌倒，就应当往深里多想一层，看看颅内有没有问题。定期请医生为宝宝体检非常重要。经过专业评估，必要时，行头颅计算机断层扫描（CT）或磁共振成像（MRI）检查可以发现颅内肿瘤。家长们可能担心宝宝做检查时会"吃放射线"，其实这些检查都是必须做时才会做，而且操作专业正规，能避免贻误适宜的诊疗时机，绝对是利大于弊的。

2. 腹部包块

警惕肾肿瘤、神经母细胞瘤、先天性肾积水！

2~3 岁的宝宝上半身比下半身更长，长大以后两者比例会接近。所以，宝宝们在平时或者吃饱以后肚子会显得圆圆大大，憨态可掬。但有的"肚肚大"的宝宝却是因为腹腔肿瘤在慢慢生长，一开始基本没有症状，直到腹部包块让肚子看上去不对称时才会被发现。因此定期体检，做腹部触诊，及时发现小包块，并做 B 超来确诊极为重要，为治疗赢得宝贵的时间。

3. 脊髓栓系综合征

不要放过宝宝屁屁上的任何一个小细节，尤其是离肛门比较近的皮肤小眼儿、小窝儿，那可能是藏毛窦，有些会与脊髓相通，细菌从这里逆行感染，造成中枢神经系统感染。有不少宝宝随着长高长大，会逐渐出现进行性下肢无力、走路异常，这属于脊髓栓系综合征，父母很难发现问题。如果能在健康查体中寻觅到蛛丝马迹，及时给予脊髓 MRI 筛查，就可以早发现、早诊断，越早做手术，对脊髓功能的损害越小。

4. 无神经节细胞症

对于经常便秘的宝宝，父母肯定会给宝宝多吃水果蔬菜，偶尔还会用开塞露。如果这些方法都不起作用，宝宝的肚子总是鼓鼓的，体重也不怎么增加，那可不能掉以轻心。宝宝做体检时医生会温柔地为宝宝做指肛检查，很可能发现问题，再进一步进行影像学检查，及时确诊，予以处置。

5. 烟雾病

宝宝说自己头痛时"不可不信，不能全信"！要观察宝宝是不是玩累了，有没有长时间玩手机和看电视，头疼的时候是否伴有恶心、呕吐等。近几年，幼儿脑血管疾病的发病率呈上升趋势，比如烟雾病，多在5岁以后发病，是小儿脑中风的重要原因之一。此病最常见的症状就是头疼，脑缺血严重的可能会脑梗死、偏瘫、智力减退，带来灾难性的后遗症。早期进行脑血管多普勒筛查可以尽早发现血管狭窄，在发病前采取治疗措施。

（撰稿 孙宁 / 审校 张保刚）

注：

1 落日征：双眼球呈下视状态，上眼睑不伴随下垂，可见眼球下半部沉落到下眼睑缘，部分角膜在下眼睑以上，上睑巩膜下翻露白，亦称日落现象。

第三节　心理科篇

　　2~3 岁是宝宝认知、语言、社交、粗细运动能力迅猛发展的阶段，宝宝也会在这个阶段开始说话、走路，会经历很多人生的"第一次"。宝宝在 1 岁左右会有意识地叫"爸爸""妈妈"，到 2 岁能正确地运用代词"我""你"，3 岁时能唱完整的儿歌。宝宝在运动上突飞猛进，从 1 岁左右独立行走，2 岁扶栏杆上楼梯、跑动，到 3 岁能骑三轮车……

　　这一时期父母也很辛苦，在惊喜之余要高度关注宝宝认知、语言、社交、粗细动作等每一项能力的发展，防微杜渐。

健康体检"三连看"

　　1. 看社交能力

　　1 岁以后的宝宝已经能听懂自己的名字，知道挥手表示"再见"或拍手表示"欢迎",喜欢玩"藏猫猫"的游戏,父母帮穿衣服时知道配合,会用杯子喝水;对人和事物有了区分意识,有明显的"分离焦虑"[1],比如妈妈要离开时会哭闹。1岁半的宝宝白天基本能控制大小便,可以听懂简单的命令,会自己进食,吃完饭知道把空碗拿给妈妈洗,还能自己熟练地举起杯子喝水,模仿妈妈做家务,如擦桌子、扫地等。宝宝已经逐渐有了自控能力,妈妈在一旁时可以自己玩很久。2岁的宝宝能用语言表达自己的体验,比如一边玩一边跟妈妈说自己正在做的事:"我在看书""我开车了"。宝宝在游戏结束时能放好玩具。宝宝不再认生,"分离焦虑"缓解,不害怕跟父母暂时分开。2岁半的宝宝听到音乐时能自发地跳舞,会提裤子,会穿鞋(尽管左右脚有可能穿反),能自己扣上按扣。3岁时宝宝已经能完全控制大小便,跟其他小朋友玩时懂得先后顺序,能排队等待。宝宝会玩交往性游戏,跟小朋友一起参与同一个活动,彼此有说有笑。

如果宝宝2岁时不会用勺子吃饭,2岁半时兴趣单一、刻板且不会表达想要大小便,3岁时不能与其他小朋友交流、一起做游戏,建议及时向医生咨询。

2. 看认知及语言能力

2岁的宝宝已经能说50个字,发音也比较清楚,不再说难懂的话,能正确运用代词"我""你";会说儿歌,虽然还不完整。2岁半的宝宝语言更加丰富，能说8~9个字组成的句子，句子中不但有名词、动词，还有感叹词、形容词。宝宝说话已经有明显的语调，高兴或生气的语调是不同的。宝宝常常能正确运用代词"他"，能分辨大和小。3岁的宝宝在语言方面有长足的进步，会用"和"或"但是"来连接句子，会说一个以上完整的儿歌，知道自己的性别，能说出自己的姓名。能识别两种颜色，能理解介词，如能按指示把玩具放在椅子上、椅子下、椅子后、椅子前等。

如果宝宝1岁半时还不会有意识地叫"爸爸"或"妈妈"，2岁时还不能说有意义的语言，2岁半时不会说2~3个字的短语，3岁时不会说自己的名字，建议及时向医生咨询。

3. 看粗细运动能力

2岁宝宝手的动作更准确，会用勺子吃饭，撒出的不多，会一页一页地翻书，能搭6~7块方积木，能盖紧或拧紧瓶盖，能用双脚跳，能用一只脚站立片刻，能完成简单的动作，如踢球、举手过肩扔球，能不扶东西或扶着栏杆独自上下楼梯。2岁半的宝宝能模仿画水平线、画圆形、画交叉线，能搭9块积木，可以像成人那样不扶任何物体，一步一级走上楼梯。宝宝可以从台阶上双脚跳下来，双脚同时落地；能用脚尖走路，能骑小三轮车。3岁的宝宝会扣纽扣，能搭 10 块积木，会穿珠子；能像成人那样不扶任何物体，一步一级走下楼梯，能跳远。

如果宝宝 2 岁时不会扶栏上楼梯 / 台阶、不会跑，2 岁半时走路经常跌倒，3 岁时不会双脚跳、不会模仿画圆，建议及时向医生咨询。

隐秘角落的 1 个高风险问题

孤独症谱系障碍

倘若宝宝回避目光接触，不爱看人，对妈妈的指令性话语充耳不闻，好像没听见一样；对陌生的环境、陌生的人缺乏应有的戒备，亲疏不分；不会通过目光和声音引起他人的注意；不会与他人分享快乐，不会寻求安慰，缺乏跟同龄小朋友交往和玩耍的兴趣；不会玩想象性和角色扮演性游戏，比如不会假装给娃娃喂奶、哄娃娃睡觉等。

假如宝宝说话比较晚，会说话以后语言进步很慢，或者开始有相对正常的言语发育，其后语言逐渐减少甚至完全消失；重复别人的话、重复动画片里的话或广告词；语调平淡，缺乏抑扬顿挫感；常常答非所问，你说东他答西，同时兴趣狭窄，有刻板重复的行为，如对玩具、动画片等一般宝宝感兴趣的事物不感兴趣，却迷恋看广告，排列物品或玩具，反复地看同一集动画片；拒绝日常习惯的变化，坚持走固定的路线，拒绝换其他衣服或只吃少数几种食物，或者有一些刻板重复的怪异动作，如重复蹦跳、拍手、用脚尖走路等。

一旦出现以上情形，宝宝很可能患了孤独症谱系障碍[2]。孤独症谱系障碍越早发现，干预越及时，康复效果就越好。健康体检时心理科医生通过量表筛查就可以发现蛛丝马迹，然后选择适宜的模式进行一对一辅导干预，力争让宝宝有正常的生活品质、生命质量。

（撰稿 / 审校　于情）

注：

1 分离焦虑：婴幼儿突然与亲人分离时产生的焦虑不安、不愉快的情绪。

2 孤独症谱系障碍：以社交和社会互动障碍及受限的、重复的行为模式、兴趣或活动为核心症状的一组神经发育障碍性疾病。

第四节　眼科篇

这个年龄段的宝宝已经开始更多地通过"心灵之窗"——眼睛来认识和感知世界，但是如果眼部存在疾患，不仅会影响视力发育，严重者可导致低视力，甚至是眼盲。

此阶段应重点关注宝宝视力的发育，及时发现宝宝眼睛的异常，做到早发现、早确诊、早治疗，这当然更是健康管理工作者的职责所在。而没有医学背景的父母该如何发现宝宝眼睛的问题呢？

健康体检"六连看"

1. 看上眼睑

无论大小，宝宝的两只眼睛应该是对称的。如果两只眼不一样大，出现"大小眼"，一只眼或两只眼的上眼睑有些耷拉，感觉就像没睡醒、睁不开眼似的，那有可能是先天性上睑下垂。下垂的上眼睑如果完全遮挡"黑眼球"，会影响宝宝视力发育，应尽早手术；如果部分遮挡"黑眼球"，可以等到宝宝眼皮组织发育稍微完善（一般是3岁后）再进行手术治疗。

2. 看下眼睑

宝宝总怕光、流泪，原因是下眼睑的睫毛贴着黑眼球，这种摩擦、刺激导致宝宝总是"眼泪汪汪"的，应该警惕宝宝是否得了先天性睑内翻、倒睫（即睫毛向眼球方向卷曲而摩擦"黑眼球"）。如果能早期发现，可以在医生指导下尽早通过按摩下眼皮的方式得以解决。如果按摩无效或发现过晚，为了避免睫毛扎眼引起"黑眼球"发炎甚至影响视力，大多3岁左右的宝宝需要通过手术解决问题。

3. 看眼皮颜色和平整光滑度

有时宝宝眼皮发红且有点肿，可能是蚊子叮的、揉眼揉的，慢慢就好啦，不过也不尽然，别忘了还有麦粒肿（学名为睑腺炎）的可能。麦粒肿是由于汗腺或者眼睑缘的毛囊周围细菌感染而引起的，初期表现也是眼皮红肿，等红肿消退后有可能形成一个"小包包"（即肿物）。如果早期发现，可以通过滴消炎眼药水或者涂抹眼药膏使炎症消退，那样也许就不会出现"小包包"；如果已经形成肿物，就需要手术治疗了。

如果发现宝宝睡着后虽然闭着眼睛，但眼皮有些鼓，似乎有"小包包"，而之前眼皮也没有红肿，那很有可能患有霰粒肿（学名为睑板腺囊肿）。霰粒肿是由于眼睑腺体堵塞而导致的囊肿，只要发现这种情况应及时就诊，同时在医生的指导下给宝宝进行眼皮热敷（温度以40℃左右为宜，每天3次，每次10分钟）、给宝宝点抗生素眼药水，肿物可能被部分吸收甚至完全消失，从而避免做手术。

4. 看"黑眼球"的位置及转动

很多父母都发现宝宝似乎有"对眼"的现象，那宝宝真的有问题吗？其实很多宝宝的"对眼"都是假性内斜视，这是内眼角皮肤松弛（内眦赘皮）且鼻梁较宽造成的，给人的感觉是黑眼球朝向鼻子一侧内转，特别是侧方向看。虽然像斜视，实际上眼球的运动非常协调，并不需要治疗。随着年龄增长，宝宝的鼻梁会长高，症状会改善，若到成年后仍无改善，可以通过美容整形手术改善外观。

还有部分宝宝看电视或其他电子屏幕时似乎喜欢歪着头、侧着脸、斜着眼睛，这提示可能存在斜视或视力差等问题，需要就诊做详细检查。需要高度警惕的是，如果宝宝原本正常，但突然出现眼斜，一定要尽快就诊，这意味着宝宝可能存在肿瘤或者神经系统疾病。

5. 看眼球的颜色

黑白分明是眼睛健康的表现之一。如果宝宝的"黑眼球"表面发白或变得混浊，很有可能患上了角膜炎（"黑眼球"发炎），一般还会伴有"白眼球"发红、分泌物增多等表现，应及时完善检查，以免影响宝宝的视力。

如果发现宝宝的"黑眼球"像猫咪的眼睛一样出现了黄白色的反光，这叫"猫眼样反光"，请第一时间到医院就诊，尽快排除眼底视网膜母细胞瘤（高度恶性肿瘤）或者外层渗出性视网膜病变等疾病，这些会严重影响宝宝的视力、眼球发育，甚至会危及生命。

6. 看视力情况

这个年龄段的宝宝大多还不会配合使用视力表，如何通过细节发现宝宝视力欠佳呢？告诉您一个简单的粗测小妙招：用手遮住宝宝一侧的眼睛，如果宝宝没反应或反应轻微，说明被遮住的这只眼视力较差（遮住对宝宝没什么影响）；反之，如果宝宝立即躲避遮挡，反应强烈，则说明被遮挡的这只眼视力较好（遮住就看不清啦）。此外，如果宝宝在看东西时眯着眼，特别是看远处物体时更为明显，玩玩具、看书、看电视或使用手机等电子产品时眼睛距离物体较近，这些情况都提示宝宝可能有视力差的问题，要及时就诊检查。

对于有些视力差的宝宝而言，可能需要戴眼镜，但也有的宝宝佩戴眼镜后视力仍得不到改善，眼球检查也没有发现问题，那一般属于弱视。弱视更要早发现、早治疗，因为年龄越小，弱视治疗的效果就越好，而成年后基本没有治愈的可能。一旦发现弱视，医生会给宝宝的"好眼"（非弱视眼）戴上眼罩，这样可以强迫宝宝多用"坏眼"（弱视眼），使其得到锻炼，变得越来越好。这种治疗往往需要几年时间，治愈后也存在复发的现象，因此后期还应该定期进行眼科常规检查。

隐秘角落的 2 个高风险问题

1. 视网膜母细胞瘤

如果宝宝出现斜视、"黑眼球"不自主地水平摆动（眼球震颤）、"黑眼球"黄白色反光（猫眼样反光），请务必带宝宝及时就诊，排除眼球内视网膜母细胞瘤的可能性。这是一种高度恶性肿瘤，隐匿发病，早期可以没有任何表现，大多数宝宝被确诊时都已经到了中晚期，为保全生命需要摘除眼球。因此，常规、定期、专业的眼科检查实在有必要，可以及时发现这类潜在的恶性疾病。

2. 外层渗出性视网膜病变

这种疾病也是悄无声息地发病，宝宝患病早期可以没有任何症状，以单眼患病为主。由于健康眼的代偿，宝宝的日常生活可不受太大影响，因此更难及时发现，一般都是在健康体检或者出现严重病变（如外斜视、瞳孔黄白色反光）后才被发现，可见定期眼科常规检查（如眼底、眼部超声检查）多么重要！尽早发现、及时治疗后可以阻止疾病的进一步发展，尽可能多地保存视力、保留眼球。

（撰稿/审校　郭珍）

第五节　耳鼻喉科篇

心肝宝贝的一声咳嗽、一个喷嚏，都可能让爸爸妈妈担心；同样，小家伙的一阵欢笑、一个拥抱，也会让爸爸妈妈兴奋不已。虽然2~3岁的宝宝不可能像成年人那样明确说出自己到底哪里不舒服，但聪明的宝宝也有自己的小妙招，那就是独特的"小动作"。通过宝宝的"小动作"及时发现宝宝的"小秘密"是每位父母的必修课。

特别需要注意的是，2~3岁同样也是宝宝发生耳鼻喉意外伤害的最常见的年龄段。这个年龄段的宝宝能够独自走路，很可能一不留神就会接触到一些危险物品并将其误吞，或因为好奇将危险物品塞到自己身体的"洞眼"（如鼻腔、耳朵等）里。意外伤害是宝宝最无情的"杀手"，不可预测、伤害严重，因此预防是关键。如何让宝宝远离这些伤害也是合格父母的必修课。

健康体检"五连看"

1. 抓耳挠腮

宝宝抓耳挠腮这个小动作可能与外耳道湿疹或中耳炎有关。这时需要进一步观察宝宝耳朵内是否有皮疹或分泌物。外耳道湿疹会令宝宝感到耳朵痒，宝宝会不停地摇晃脑袋，甚至会抓破外耳道的皮肤；中耳炎造成的疼痛感也会导致宝宝抓耳挠腮。把抓耳挠腮的宝宝带到专业医生那里，通过检查外耳道皮肤、分泌物情况及鼓膜的状况就能确诊。

2. 抠鼻子

抠鼻子本身对健康没有好处，如果宝宝经常抠鼻子，很可能与变应性鼻炎有关。应当继续关注宝宝有没有下列症状，比如打喷嚏、流鼻涕、鼻塞等，这些都是变应性鼻炎的症状。变应性鼻炎是宝宝常见的疾病之一，需要及时就诊，并检查鼻腔的通气程度、鼻腔的黏膜颜色及分泌物。

3. 不愿咽口水或不吃奶

宝宝不愿吞咽口水、吃东西或喝水饮奶，可能是嗓子感到疼痛，往往提示扁桃体或咽部发炎了。此时要注意宝宝的精神状态，可用体温计测量以确定有无发热。如果存在炎症，需要立即带宝宝到医院就诊。

4. 突然出现声音嘶哑

宝宝突然出现声音嘶哑或咳嗽声音变得很奇怪，呈"空空"样咳嗽，就像小狗的吠叫，这可能与急性喉炎有关。2~3 岁是急性喉炎的好发年龄。这是一种非常危险的疾病。我们经常说"咽喉要道"这个词，喉就相当于宝宝呼吸道的一扇"门"，一旦喉部发炎，这扇"门"就会变得很拥挤，导致呼吸困难。严重者可能有生命危险，此时应该马上就近诊疗。

5. 张口呼吸、打呼噜

如果宝宝总是张着嘴巴呼吸，可能跟腺样体[1]肥大有关。腺样体位置比较隐蔽，在 3~5 岁较为发达，6~7 岁以后逐渐开始生理性萎缩。肥大的腺样体会堵塞宝宝的鼻腔，宝宝即表现为张口呼吸。虽然我们讲究做人品德为先，要有内涵美，不过容貌也是非常重要的。长期张口呼吸可导致宝宝面骨发育障碍，形成"腺样体面容"[2]，令宝宝的颜值大打折扣。

肥大的腺样体既能引起"腺样体面容"，还可能引起分泌性中耳炎（压迫咽鼓管咽口所致），导致宝宝听力损伤。此外，肥大的腺样体和扁桃体还是引起宝宝睡觉打呼噜的"罪魁祸首"。

隐秘角落的 5 个高风险问题

1. 咽部异物

宝宝长牙了，食谱也越来越丰富。此时宝宝的牙齿、咀嚼肌发育还不健全，很容易被异物（比如鱼刺）卡到。这时绝对不能让宝宝继续吃东西，坚决不能期待用这种方法将异物咽下去，因为这样做反而会把异物推向更深的位置。防止宝宝被异物卡住的最好办法是严密看护宝宝，不要给宝宝吃可能有刺或块比较大的食物，更要防止宝宝将玩具等其他物品塞入口中。万一宝宝被异物卡住了，一定要及时到耳鼻喉科就诊，不要自行处理。

2. 鼻腔或外耳道异物

这个年龄段的宝宝对自己身体上的每个"孔洞"，如鼻腔、外耳道等，都怀有极大的兴趣。宝宝玩玩具时极有可能将小的玩具塞入这些"孔洞"里，结果造成外耳道或鼻腔异物。

这些异物在鼻腔的位置即使特别靠外，也不要尝试去取，因为一旦操作不慎，可能会将鼻腔内的玩具推向更深的位置，加之宝宝害怕而哭闹，极容易将异物吸入肺内，引发危险。同样，如果异物位于外耳道口，在取的过程中也很容易将异物推到外耳道深部，甚至捅破鼓膜。所以，如果怀疑或确定有上述情况，一定要及时去医院就诊。

3. 气管 – 支气管异物

气管 – 支气管异物是宝宝经常发生的意外状况！宝宝的磨牙发育还不健全，不能细嚼食物，而且保护性的咳嗽反应功能能还比较弱，加上有时候大人给宝宝喂了不该喂的食物（如花生、瓜子、果冻等），所以异物极其容易进入呼吸道。

当宝宝在进食或玩耍中突然发生剧烈呛咳，要千万当心，可能是气管 – 支气管中进入了异物。此时，应重点观察宝宝的如下状况：如果宝宝面色涨红、嘴唇青紫，切勿用手指伸入宝宝口内或咽部挖出异物，应该立即实施海姆立克急救法[3]；如果宝宝的精神状态尚可，偶尔咳嗽几声，那就尽快带宝宝去医院就诊。在这里再次提醒家长们，千万不要给 3 岁以内的宝宝吃果冻、口香糖、坚果等。同时，也要努力培养宝宝养成吃东西时不哭闹、不跑跳的好习惯。

4. 食管异物

食管异物多与宝宝口含玩具的不良习惯有关，常见的食管异物有硬币、纽扣电池或大块食物等。病情轻微者，尚能进食流质或半流质；若异物较大或尖锐，宝宝很可能出现流涎或吞咽困难。

食管异物中危害很大的是纽扣电池，因为电池放电会腐蚀周围的食管，严重者可以导致食管穿孔，甚至气管食管瘘。食管异物是可以预防的，家长应循循善诱，教导宝宝不要将任何非食用的东西放入口中，同时培养餐桌礼仪，吃东西细嚼慢咽。

5. 食管腐蚀性灼伤

误服酸类或碱类的腐蚀剂引起的食管损伤称为食管腐蚀性灼伤。病情的严重程度由误服的有毒有害物质的毒性及剂量决定。腐蚀剂在进入食管的过程中，会给口腔、咽部及食管造成损伤。一般来说，口腔、咽部的损伤较食管轻。如果是腐蚀性较大的毒物，即使极少量，也会产生严重的后果。在损伤2~3周后可能出现食管腐蚀伤后遗瘢痕性狭窄，导致宝宝出现渐进性吞咽困难，从普通饮食到半流质，甚至少量水都不能咽下。

提请各位家长注意，千万不要用饮料瓶盛装消毒液或者腐蚀性液体！家里所有的消毒液、药品、危险品等一定不要放到宝宝可以拿到的地方！宝宝玩耍时，请不要让宝宝离开您的视线！

（撰稿　钟玲玲 / 审校　沈蓓）

注：

1 腺样体：又称咽扁桃体，位于鼻咽顶壁与后壁的交界处，外形似半个剥皮橘子，属于咽部丰富的淋巴组织的一部分。

2 腺样体面容：长期张口呼吸会导致面骨发育障碍，如上颌骨变长、唇厚、硬腭高拱、上切牙突出、牙列不齐及面部表情迟钝。

3 海姆立克急救法：冲击宝宝的上腹部，令其腹部的膈肌迅速上抬，胸腔压力突然增大，利用肺部残留的气体形成气流，从而将气道异物冲击出来的一种急救方法。

第六节　口腔科篇

这个年龄段的宝宝与之前相比，除了对外界有更为强烈的好奇心之外，肢体活动也愈发频繁。宝宝最喜欢的探索方式就是抓到什么就"吃"什么。这种"吃"的行为在丰富了宝宝对世界认知的同时，也给口腔健康带来了诸多风险和隐患。

那么，在宝宝发育的这个时期，应该关注孩子口腔的哪些变化呢？

健康体检"五连看"

1. 看面部

首先观察宝宝的面部是否对称。如果看上去不对称，就要进一步观察这种不对称所持续的时间是一过性的还是一直存在，尤其要认真看宝宝吃东西时下巴歪不歪，或者是否只喜欢用一侧牙齿咀嚼东西。

接下来，可以用温暖的双手同时触摸宝宝面部两侧，触摸的方向为从后往前，自耳朵下方至上下唇。如果触摸到异常的小鼓包或者发现有局部肿胀，可要提高警惕，及时就诊。颌面部的肿物，尤其是腮腺及软组织内的肿物，往往早期没有明显症状，但会引起面部局部的凸起，必要时需要通过 B 超或者 CT 等医疗手段来检查。

2. 看口腔黏膜

宝宝口腔内的黏膜应该是光滑且敏感的，不过由于这个时期的宝宝特别爱通过"吃"来感受外界，加上饮食习惯随着年龄的增长而越来越接近成人，因此，常常会遭受口腔溃疡的困扰。可别轻视这小小的溃疡，它往往能引起宝宝剧烈的疼痛，严重时甚至会出现拒食的现象。那么，这小小的溃疡又是在什么情况下产生的呢？

第一种情况常出现在宝宝发热之后，继而整个口腔都散在分布着大大小小的溃疡，疼得宝宝吃不下饭。这时一定要换种喂养方式，用滴管或者勺子，避开溃疡严重的一面，给宝宝喂食清淡的流食，以便减轻痛苦。第二种情况常发生在宝宝因食用特殊且易过敏的东西（如菠萝、辣椒）、咀嚼相对坚硬的食物（如苏打饼干、牛肉干等）造成黏膜划伤，或者误服有害物质（如化学品等）引起溃疡。对于前两者，一定要第一时间帮助宝宝用清水冲洗口腔，及时就诊。如果是最后一种，要尽量清除口内有害物质，立即就近就诊。第三种情况是，每隔一段时间妈妈就会发现宝宝的小嘴里出现了散在分布的溃疡。这种情况如果长期存在，应该及时就诊，排除由挑食、消化不良等问题引起或免疫相关性疾病。同时，这个时期的宝宝也会面临鹅口疮[1]的困扰，为保护宝宝口腔健康，一定要重视饮食用具的清洁卫生。

3. 看牙齿

多数情况下宝宝在6个月左右开始萌出第一颗乳牙，但也有宝宝在1岁左右时仍未长牙，这时不必过度恐慌，但要引起重视。很多系统性疾病，如佝偻病、良性脆骨症、外胚叶发育不全综合征、生长激素缺乏症等一开始的表现就是牙齿萌出滞后，其中以营养缺乏、维生素D缺乏等引起的佝偻病较为常见。因此，宝宝出生后要适时、合理补充维生素和微量元素，同时注意进行适度的日光浴。

宝宝的乳牙[2]常在这个时期逐渐长出。如果不注意口腔卫生，牙齿易患上龋齿。此阶段的龋齿常发生在上前牙，多是由不恰当使用奶瓶及含奶瓶睡觉等不良习惯所导致，医学上称其为"奶瓶龋"。所以要特别注意以下几点：首先，不要让孩子含着奶瓶睡觉，并且控制奶瓶使用时间在15分钟之内；其次，要养成喝完奶或者吃完东西后喝水的习惯，以减少口腔中食物的残留；最后，在宝宝满1

岁时改用水杯喂奶。

在宝宝3岁左右，乳牙基本全部长出，形成完整的乳牙咬合系统。这时要注意宝宝的下前牙是否咬在了上前牙的前面，即"地包天"，医学上称为凸颌畸形。反颌的发生受遗传因素的影响，如果宝宝的直系亲属有反颌的情况，就要重视了。同时，反颌的发生也与不良的口腔习惯和呼吸系统疾病有关，如长期吃奶瓶、腺样体肥大等。这样的咬合关系会影响宝宝面部的发育，因此，应该及时带宝宝去医院检查。

这一时期一定要重视口腔不良习惯对宝宝的影响。长期躺着吃奶瓶、咬下唇，长期吃手指都会导致宝宝面部发育异常，形成上颌前突、凸颌畸形等，影响宝宝的身心健康。

4. 看舌

宝宝的舌头柔软且灵活，上面分布许多大大小小的凸起。有的宝宝舌头伸得比较长时，可以发现舌后方一排大的凸起，这倒不用紧张，它一般是正常的舌体轮廓乳头。需要注意的是，一旦发现有融合成一大片的凸起，应及时就诊，排除奇结节。还有一种较为常见的情况，宝宝舌头表面常表现为不规则的模样，一部分光滑，另一部分呈凸起的斑片状，医学上称为"地图舌"。部分情况与宝宝体内某种微量元素异常有关，应当予以重视。

5. 听发音

在 2~3 岁阶段，宝宝的发音也逐渐成熟。这个时期一定要关注宝宝的发音。影响发音最常见的就是舌系带过短，也就是常说的"大舌头"。过短的舌系带会限制舌头的运动，使舌头在向前伸出口外时呈现"W"形，并影响舌尖上抬，进而造成宝宝部分音节发音不准确。及时发现并有效地治疗，能极大改善宝宝的发音。

隐秘角落的 4 个高风险问题

1. 遗传性牙釉质发育不全

宝宝的乳牙表面有一层牙釉质[3]，可以保护牙齿内部不受外界环境的影响。有的父母可能会发现宝宝的牙齿自萌出后就不够坚硬，甚至特别疏松，容易形成龋齿，应警惕遗传性牙釉质发育不全。该病的主要表现是牙釉质的颜色、厚度、矿化异常。仔细回忆妊娠期间妈妈的健康状况，关注宝宝的营养状况，有无感染情况等有助于查找病因。及早干预，一般能降低宝宝牙齿龋坏的程度。

2. 牙本质发育不全

有的父母会注意到自家宝宝的牙齿不耐磨，显得特别短小，这时要考虑牙本质发育不全，这是由于遗传因素导致牙本质[4]发育障碍。它不仅表现为牙齿的异常，严重时常伴有遗传性骨病及成骨不全的局部表现，所以更要早发现、早治疗。

3. 外胚层发育不良

有时候，父母因宝宝牙齿不长或迟长而带宝宝到医院进行检查。倘若更加仔细地观察，会发现这样的宝宝常常伴有毛发稀疏和皮肤异常等现象。事实上，这也是一种遗传因素异常导致的疾病。因为缺牙，宝宝经常无法正常进食。所以，宝宝需要定期到医院做健康检查，及时更换活动性义齿，改善营养状况，确保正常生活不受影响。

4. 低碱性磷酸酶血症

如果宝宝患有低碱性磷酸酶血症，往往最先发现异常的是口腔科医生。这样的宝宝前牙龋坏得特别快，甚至会自然松动脱落，父母心急火燎地带着宝宝来医院就诊，结果却发现这只是问题之一。这种疾病的临床表现差异较大，严重者可引起全身性骨骼发育不良，甚至危及生命。

（撰稿 宋达 / 审校 徐文靖）

注：

1 鹅口疮：由白色念珠菌感染而在黏膜表面形成白色斑膜的疾病，多见于新生儿及婴幼儿。

2 乳牙：人类萌出的第一组牙齿，共 20 颗，是人类在婴儿期、幼儿期和学龄期咀嚼器官的重要组成部分。

3 牙釉质：指包绕在牙冠表面的组织，大部分由无机物构成，是人体内最坚硬的组织。

4 牙本质：构成牙体硬组织的主体，位于牙釉质及牙骨质内侧，包绕牙髓腔。

第五章

4～6 岁儿童健康管理

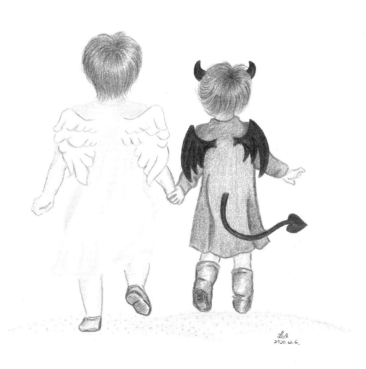

第一节　内科篇

随着无忧无虑的幼儿期的结束，转眼间那个总是求抱抱的宝宝已长大，在家人的带领下步入幼儿园的大门，进入了学龄前期（上小学前），开启了一段新的人生。此阶段宝宝的生长发育速度会进一步放缓，宝宝的饮食结构开始逐步转为成人化，但消化系统功能、咀嚼能力依旧弱于成人。作为"过渡期"，学龄前期的宝宝存在以下特点：自理能力有限，好奇心强，模仿能力强，注意力易分散，好习惯、坏习惯都可以在这个阶段养成，所以学龄前期培养宝宝良好的生活习惯至关重要。

幼儿园是宝宝步入社会的第一个集体环境。上幼儿园，意味着宝宝从以自我为中心的家庭环境中走向一个以集体生活为中心的社会环境。面对新环境、新朋友、新生活，宝宝往往难以适应，所以出现各种不适的现象也属正常。刚开始脱离爸爸妈妈的视线，除了最常见的分离焦虑，宝宝的身体也会出现不适的表现。家长不必过分紧张，这是宝宝必经的人生阶段，请细心观察，陪着宝宝一起健康快乐地成长吧！

健康体检"五连看"

1. 看面容

面色红润、气色好是宝宝身体健康的标志。如果宝宝皮肤、黏膜苍白，甲床苍白，甚至缺乏光泽、脆薄易裂，则提示宝宝贫血了。倘若皮肤呈现蜡黄色，多是贫血已经很严重了，需要立即就医。

除此之外，还需注意一些特殊的面部特征。有的宝宝存在鼻褶（鼻梁上的水平皮肤皱褶），这一般是因为宝宝经常鼻痒和鼻塞，反复用手掌或示指向上搓鼻子而留下的痕迹，也被称为"过敏性敬礼"。有的宝宝有黑眼圈，俗称"熊猫眼"，这也是变应性鼻炎的一个表现。由于严重鼻塞，导致鼻腔周围的眼眶组织血液循环受阻，出现微小血管的扩张甚至淤血，而眼睑周围的皮肤十分薄，看上去很暗沉，出现黑眼圈。

腺样体面容是指由于腺样体肥大导致生长发育期的宝宝颌面部发育障碍，上颌骨变长，下颌骨后缩，腭盖高拱[1]，牙列不齐，上切牙[2]突出，唇厚，缺乏表情的面容，一旦形成，难以恢复。因此，应该仔细观察宝宝，发现小异常，如张口呼吸、打呼噜等，早期干预、专业治疗，引导上下颌骨正常发育，对于塑造宝宝好看的面貌是非常重要的。

2. 看身高

宝宝上幼儿园后，爸爸妈妈可能会发现自家宝宝比别的孩子矮一截，排队总是站在前排，于是开始担心自己的宝宝身材矮小。请先别着急，宝宝的身高首先要和同年龄、同性别的小朋友比较，尤其是幼儿园小班的宝宝，年龄最小和最大的宝宝之间可能相差接近 1 岁，他们之间的身高自然会存在比较明显的差异。此外，宝宝的发育并非匀速，暂时看上去矮小，并不意味着未来是"小矮人"。但需要注意的是，如果宝宝跟同龄宝宝相比明显矮小，或者每年身高增长少于 5 cm，那可就要认真地查找原因了。

众所周知，儿童能长到多高主要受遗传因素和后天环境的双重影响，一般说来，遗传因素占 70% 左右，后天环境约占 30%。其中父母的身高几乎起了决定性的作用，根据父母的身高可以粗略计算出宝宝的遗传身高，即"靶身高"，其计算方法如下：

男孩身高 =（父亲身高 + 母亲身高 +13 cm）/2 ± 5 cm

女孩身高 =（父亲身高 + 母亲身高 –13 cm）/2 ± 5 cm

尽管父母的遗传因素已经为宝宝的身高奠定了基础，但后天环境因素也会影响宝宝的身高，如营养、运动、生活习惯、疾病乃至心情等。

（1）运动

合理的体育运动有助于宝宝长身高。许多调查表明，经常参加运动的青少年比很少参加运动的青少年高4~7 cm，甚至可以高 10 cm，所以一定要适当增加宝宝的运动量。那么究竟什么类型的运动对于身高增长最有效呢？一般来说，能够给予骨骼一定程度纵向压力的纵向运动对身高增长比较有益，如适宜强度和频率的慢跑、跳绳、打篮球及打排球……

那么，这一年龄段宝宝的运动时间大概多少合适呢？答案是每天运动时间最好在30分钟以上。研究表明，30分钟以上的中等强度运动可以刺激血清中生长激素水平的升高，且运动后的生长激素水平在开始运动后15~30分钟达到峰值。但是应当注意的是，运动强度和时间必须循序渐进，每次不要长时间超负荷运动，以免对宝宝娇嫩的身体造成不良影响！

（2）睡眠

睡眠不仅可以增进宝宝生长发育的过程，对免疫系统、神经系统以及循环系统的发育也有着重大的意义。研究表明，睡眠会影响生长激素分泌，从而直接影响宝宝的生长发育。那么，什么是生长激素呢？生长激素是由垂体分泌的一类促进生长的激素类物质，可促进骨骼、细胞、器官生长，影响蛋白质的合成，脂肪、水及矿物质代谢等。学龄前期宝宝的生长激素主要在睡眠时分泌，分泌高峰为晚上9点~11点、清晨5点~7点。所以，宝宝应该在9点之前睡觉，早上7点之后起床，不要熬夜。

那如何让宝宝早点入睡，并拥有良好的睡眠质量呢？

首先，想让宝宝按时睡觉，爸爸妈妈就要以身作则，关掉手机等电子产品，熄灯，营造舒适的入眠氛围，陪着宝宝一起入睡，共同养成健康的生活习惯。

其次，睡觉前不要让宝宝做剧烈运动，否则剧烈运动后，宝宝会长时间处于兴奋状态，迟迟不能进入睡眠模式。爸爸妈妈可以选择舒缓的睡前活动帮助宝宝进入睡眠，比如讲故事，或者听一段舒缓柔和的音乐。

最后，记得不要让宝宝在睡觉前吃太多。睡眠时段，宝宝的消化系统也会暂时休息，进食过多将导致胃食管反流，胃肠蠕动减缓，进而造成消化不良，而肠胃不适自然也会影响到睡眠。

总之，养成良好的饮食习惯、保证充足的睡眠、加强运动锻炼才是长高的根本。

3. 看饮食

进入幼儿园之后，宝宝的就餐习惯甚至连食欲都会发生巨大变化。在家里，宝宝是家人"一对一"甚至是"多对一"负责，事无巨细，无微不至；进入幼儿园后，老师就是再细心，照顾宝宝也是"一对多"模式。所以，开始集体生活，是调整宝宝饮食习惯的绝佳机会。经常有听妈妈说，宝宝在家不肯好好吃饭，一到幼儿园便很听老师的话，吃饭也变好了。妈妈最好能抓住这个宝宝"听老师话"的契机，配合老师帮助宝宝养成一个良好的饮食习惯。

（1）规律就餐

对于学龄前期的宝宝，家长每天应该安排 3 次正餐以及至少 2 次加餐。加餐可以选择上、下午的适当时段，食物以奶类、水果为主，可以配置少量面点。如果晚餐较早，还可以在睡前 2 小时加餐，不宜安排甜食，以避免造成龋齿。幼儿园里养成的良好饮食习惯要坚持下去，即使宝宝放假在家，最好也按照幼儿园日常的就餐时间安排宝宝进食。否则，很容易出现宝宝在幼儿园好好吃饭，在家却依然不好好吃饭的情况。

（2）自主进食

宝宝就餐要安排固定的座位，专注进食，餐具按照其进食习惯即可，筷子、勺子都可以，要细嚼慢咽，但不要拖延，30 分钟内吃完为宜。杜绝进食时玩耍、看电视等。同时，这个阶段要让宝宝自己练习使用筷子。宝宝要有专用餐具，不要与成人混用餐具。

（3）不挑食、不偏食

宝宝对食物种类的好恶会受到爸爸妈妈的影响，多数宝宝出现短暂的挑食状态，其实这是很正常的一种现象。这时家长要以身作则，如果自己都不吃胡萝卜、香菜，还指望宝宝愿意吃吗？对于宝宝不喜欢的食物，建议更换烹饪方式或者盛放容器。请记住，当宝宝频繁拒绝一些食物的时候，家长不要轻易妥协，挑食的宝宝都是爸爸妈妈一步步妥协才最终塑造的。此外，应该让宝宝增加运动量，增加消耗，以促进食欲。

（4）多喝奶、饮水

倡导食用牛奶和奶制品，培养喝水习惯对宝宝的健康同样重要。一般主张每天摄入 300~400 ml 牛奶或者奶制品，以保证宝宝对钙的需求。正常情况下，宝宝每天需要饮用 600~800 ml 白开水。气温变化、运动量增减、生病时需水量会有所变化。切记，不建议以任何含糖饮料包括果汁饮料替代白开水。

（5）适量吃零食

零食是宝宝膳食营养的补充，也是童年记忆中不可或缺的内容，但是零食的选择需要遵循量少质优，否则会影响正餐，以新鲜易消化的果蔬为佳，最好不要吃油炸及膨化食品。

4. 看体温

宝宝进入幼儿园后，让爸爸妈妈最头痛的事情可能就是宝宝反复生病，尤其是冬季流行性感冒高峰期。发热是宝宝最常见的症状之一，也是最常见的急诊与住院治疗的原因，但很多人对发热的理解存在误区。有的父母只要宝宝体温一到37℃就急忙带宝宝去医院，也有的父母正好相反，特别镇定，宝宝热得打蔫儿，还说："咦？我用手摸过的，根本不烫啊！"那到底什么情况是发热呢？

发热是指体温升高超出1天中正常体温波动的上限，临床上通常指肛温≥38.0℃或者腋温≥37.5℃[3]。以前，水银温度计是比较普遍的体温测量工具。测体温前，需要甩一甩水银体温计，让水银柱回落至35℃刻度以下，然后将其贴身（不要隔着衣物）放于腋下5~10分钟，取出后准确读取数据，并做好记录。对于腋温超过38.2℃或因发热感觉不适和情绪低落的宝宝，建议口服儿童退热药。对于有发热抽搐病史的宝宝，体温只要达到38.0℃，就应尽早服用退热药，同时可辅以物理降温[4]，必要时需使用预防抽搐的药物（需在医生指导下使用）。有证据显示，电子体温计测量腋温比水银体温计低约0.2℃，但是却避免了宝宝汞暴露，而且水银体温计使用不当则容易破碎，会产生玻璃碎片，所以电子体温计是替代水银温度计的理想工具之一。

不论是哪一种原因引起的发热，都应引起家长的注意，其实适当的发热对机体是有益处的。发热是机体为对抗疾病所表现出的生理性防御反射，所以低热（腋温37.5~38.0℃）并不建议立即服用退热药，以物理降温为宜。如果体温降至正常后，宝宝的精神状况比较好，可以继续在家里观察。不建议宝宝刚刚发热，就立即就医；反之，即便体温并不高，但宝宝精神萎靡或者烦躁，则建议立即就医。

倘若宝宝服用退热药1~2小时后体温仍不下降，在这种情况下，爸爸妈妈肯定会非常焦虑，担心把宝宝的脑子"烧坏了"，这往往也是家长带孩子到儿科急诊就医的主要原因。其实家长说的"烧坏脑子"是怕宝宝因为发热导致抽搐，俗称"抽风或抽筋"，而这多半是高热惊厥、癫痫或颅内感染的表现。发生抽搐，请让宝宝侧卧，同时保持呼吸道通畅，如果抽搐时间长，一定要就近到正规医院就医，尽快止惊，并建议情况平稳后至儿科的神经专科就诊。如果宝宝服用退热药后退热效果不好，要从以下方面寻找原因。

（1）没有喝足量的水

宝宝发热时体内代谢更加旺盛，会有大量水分被消耗掉，同时由于喉咙痛或情绪烦躁而不愿喝水，导致水分摄入不足，两者结合起来会令宝宝体内水分减少。而使用退热药退热则需要体内水分的参与，如果体内水分不足，即使服用药物也会出现体温不降或降温缓慢的状况。

（2）穿衣太多，盖被太厚

很多爸爸妈妈都觉得宝宝发热会怕冷，应该多盖被子或多穿衣服，帮助宝宝发汗，这是大错特错的。宝宝与成人不同，宝宝汗腺发育不健全，靠体表散热才是宝宝散热降温的重要途径之一，如果宝宝发热时捂得太严实，肯定会造成升温快或降温不理想。爸爸妈妈只需让宝宝穿的、盖的和平时一样多就可以啦。

（3）退热药剂量不足

有的爸爸妈妈给宝宝服用退热药往往是按照上一次看病所给的剂量，但别忘了，此时宝宝的体重或年龄已经增加了，而药物剂量并没有随之增长。如果宝宝很胖，家长按照说明书中的年龄给孩子服药，也可能造成药物剂量不足。儿科用药的特点之一是按体重给药，如宝宝的体重变化了，药物剂量应当随之改变。

（4）某些病毒或细菌感染造成高热不退

有时爸爸妈妈会发现，上述措施都已采用，宝宝还是很难退热。即使这是较为少见的现象，依旧会让家人担心不已。其实有些疾病的发热特点就是这样的，如流行性感冒（甲流、乙流）、疱疹性咽峡炎初期、猩红热等，这些情况请到儿科就诊，明确诊断后按医生要求治疗就可以，无须过分紧张。但有些疾病非常危重，宝宝持续高热不退，病情迅速加重，这种情况需要听从医生的建议，立即住院治疗。

5. 看排便

有的爸爸妈妈可能会发现，原来排便顺畅的宝宝，自从上幼儿园后便便的次数减少了，排便的时候很费力，这十有八九是便秘的表现，也有的宝宝出现了腹泻，这些都应该引起爸爸妈妈的注意。

（1）便秘

便秘一般会在大肠末端肌肉紧张的时候发生，因为这种肌肉紧张阻碍了大便在肠道的正常通行和排出。大便在肠道里积留的时间越长，就会变得越发干硬，也就更难从体内排出。由于排便的时候非常难受，甚至疼痛，宝宝可能下意识地将大便憋回去，造成便秘进一步加重。

刚上幼儿园的宝宝，由于到幼儿园后作息时间调整，更多见的是憋着大便。原先，宝宝在家可以不紧不慢地排便，可上幼儿园之后，每天早起，爸爸妈妈怕宝宝迟到而不停地催促宝宝，于是宝宝可能就不想排便了。而到了幼儿园，宝宝既紧张，对环境和周围的人又不熟悉，也就不愿意找老师"申请"排便，更有的宝宝根本不愿意使用自己不熟悉的厕所，久而久之就会使憋便情况日益加重，出现便秘的问题。如果宝宝确实存在憋便的问题，那宝宝的肠道内可能会积起体积很大的大便，长度有直肠那么长，那么接下来，很可能在一段时间内就不再会有便意，于是大便里的水分在直肠里会被进一步吸收，从而变得更加干结，最后只能通过使用通便剂（常用的是开塞露）及其他治疗措施协助排便。那么出现上述情况该怎么办呢？

首先，爸爸妈妈应该熟悉宝宝的排便模式和大便的性状，出现异常及时处理。其次，要帮助宝宝做排便训练。每天要求宝宝在自己的小马桶上坐一会儿，最好是在饭后进行训练（宝宝经常会在吃奶后排便，这叫肠 – 胃反射，所以饭后做排便训练更容易成功）。建议训练时间安排在晚饭后，这样时间会比较充裕。可以给宝宝一本书、一个玩具，让其放松下来，然后鼓励宝宝坚持坐在小马桶上，直到出现排便或者坐 15 分钟。如果宝宝真的做到了，要给予鼓励；如果没做到，则应该继续用一些积极的语言予以激励。此外，应该让宝宝多摄入膳食纤维，多吃根茎类食物，如红薯、马铃薯等，增加日常饮水量，积极运动。如果这些方法都尝试过了，效果还是不明显，就应当咨询儿科消化专业的医生啦。

（2）腹泻

对于腹泻的宝宝，爸爸妈妈同样要非常重视，查找原因。比如，如果存在不洁/不节饮食、感染或者受凉等因素，要及时给予调整。腹泻宝宝一定要注意不能出现脱水[5]！判断是否存在脱水，最简单的办法是及时观察宝宝的尿量。如果出现了小便量明显减少、颜色加深的情况，请及时补充水分，可以使用补液盐配制比例适宜的口服液，少量多次地补充，以免一次饮水过多而出现呕吐。如果情况进一步加重，宝宝出现了烦躁不安、哭时无泪、皮肤明显干燥或者眼窝凹陷等明显脱水表现，必须及时去看医生，因为除了较为严重的脱水之外，宝宝可能还会有电解质紊乱、体内环境酸碱失衡等问题。

隐秘角落的 6 个高风险问题

1. 反复呼吸道感染

从小到大，几乎没有宝宝没得过急性上呼吸道感染的，不过反复呼吸道感染可就不那么简单了。反复呼吸道感染指的是宝宝一年以内发生上、下呼吸道感染的次数超出正常范围，这也是学龄前期常见病、多发病。反复呼吸道感染根据解剖位置可分为反复上呼吸道感染和反复下呼吸道感染。主要表现为反复咳嗽、咳痰、流涕、打喷嚏，伴或不伴发热。其中，鼻炎、鼻窦炎的咳嗽多有时间规律，晨起或者睡前躺下时剧烈咳嗽，这是因为鼻部的黏液向后、向下进入咽部，刺激咽部而导致剧烈咳嗽，直至清除咽部的分泌物。呼吸道感染持续的时间长短不一，有的宝宝未痊愈，又再次感染；有的宝宝则初期是上呼吸道感染，后期发展为下呼吸道感染。

反复呼吸道感染是家长最头痛的事情，对于刚入托的宝宝而言尤为明显，既往很少去医院的宝宝，自从上幼儿园后每月去一次医院的情况多有发生，甚至有的宝宝因为反复呼吸道感染不得不暂停去幼儿园。那常见的病因又是什么呢？客观地讲，反复呼吸道感染是由宝宝自身原因（内因）和环境因素（外因）共同造成的。对于刚上幼儿园的宝宝来说，外因确实很重要，入托后宝宝的生活环境发生了改变，在集体生活中接触的人明显增多。此外，宝宝刚上幼儿园，生活照护大多不如以前细致，饮水、吃饭不到位，加上心情未必愉快，多重因素均可造成自身免疫力低下，导致呼吸道感染反复发生。除了内因和外因，还与鼻咽部慢性病灶有关，如鼻炎、咽炎、扁桃体炎、腺样体肥大等。

反复气管 - 支气管炎多数是由于反复上呼吸道感染治疗不当，使感染向下蔓延所致，大多由致病微生物直接侵袭引起，少数与原发性免疫缺陷病及气道畸形有关，还有本可以避免的气道异物"助纣为虐"，再有一些患儿有慢性鼻窦炎—支气管综合征。反复肺炎相对少见，如出现反复肺炎，一定有特殊原因，需住院确定。肺炎是儿童期最常见的疾病，在我国肺炎始终居于小儿患病率和病死率的第一位，严重威胁儿童健康。肺炎是指不同病原体或者其他因素（如异物吸入或者过敏反应）等所引起的肺部炎症。主要临床表现为发热、咳嗽、咳痰、气促、呼吸困难和肺部固定中、细湿啰音。只要怀疑有肺炎，应立即去看儿科医生。轻症肺炎通过口服药物或者雾化治疗多可治愈，但重症肺炎可累及循环系统、神经系统等，只要是重症肺炎，均需要住院治疗。

温馨提示：支气管异物吸入多见于学龄前的宝宝，因为这个年龄段的宝宝喜欢将小玩具、笔帽、珠子等含于口中，当受到惊吓、哭闹或深吸气时极易将异物吸入呼吸道。

而且此年龄段的宝宝经常因为玩耍而脱离爸爸妈妈的视线，结果支气管异物的发生变得更加隐匿，不易被发现。

异物吸入气管时，黏膜因受到刺激而产生剧烈的刺激性呛咳并伴发憋气，部分异物可以被咳出，之后引起反射性的呕吐及呼吸困难，片刻后症状减轻或者缓解。但如果异物刚好嵌于声门区，可引发严重的呼吸困难，甚至窒息死亡，这种情况下家长们要立即使用海姆立克法进行急救。

附：0~14岁儿童反复呼吸道感染判断条件

年龄（岁）	反复上呼吸道感染（次/年）	反复下呼吸道感染（次/年）	
		反复气管支气管炎	反复肺炎
0~2	7	3	2
3~5	6	3	2
6~14	5	3	2

注：

＊反复上呼吸道感染指2次感染间隔时间至少7天以上。

＊若上呼吸道感染次数不够，可以将上、下呼吸道感染次数相加，反之则不能；但若反复感染以下呼吸道为主，则为反复下呼吸道感染。

＊确定次数须连续观察1年。

＊反复肺炎是指1年内反复患肺炎≥2次，肺炎须由肺部体征和影像学证实，2次肺炎诊断期间肺炎体征和影像学改变应完全消失。

当异物被吸入支气管后，可滞留于与异物大小及形状相似的气管或支气管内，此时可能并不出现症状或者症状很轻，容易被忽视。如果异物引起局部刺激及继发炎症，部分或者全部阻塞支气管可引起症状，常见反复发热、咳嗽等，合并肺气肿、反复相对固定部位的肺炎和肺不张。

只要怀疑支气管异物，均建议行内镜 CT 协助诊断。如果明确支气管异物，则需进行气管、支气管镜检查，取出异物。如果内镜 CT 未明确提示支气管异物，但临床高度怀疑，则需进行支气管镜检查。术前根据情况选择全麻或者局麻。

2. 支气管哮喘

支气管哮喘，简称哮喘，是一种以慢性气道炎症和气道高反应性为特征的异质性疾病，以反复发作的喘息（喉间可闻及"嘶嘶"声或"吼吼"声）、咳嗽、气促、胸闷为主要临床表现，常在夜间和（或）凌晨发作或加剧，医生听诊时可闻及呼气相哮鸣音。呼吸道症状的具体表现形式和严重程度具有随时间变动而变化的特点，并常伴有可变的气流受限。喘息是学龄前宝宝呼吸系统疾病中常见的呼吸道症状，非哮喘的宝宝也可出现呼气气流受限[6]而发生反复喘息。

哮喘病因复杂，发病是遗传因素和环境因素共同作用的结果，二者相互作用。许多哮喘的发作为过敏体质接触了变应原，所以对于哮喘的宝宝，建议查变应原可以帮助明确病因。目前国内有针对尘螨的脱敏治疗，其他的变应原只能采取回避相应变应原的办法。对于学龄前的宝宝，入园后是统一配餐的，如果进食了含变应原的食物可能会引起严重后果。目前变应原检测仅能筛查比较常见的几十种，生活中接触的东西太多了，对于过敏宝宝，家长除了要做饮食日记，还要观察宝宝过敏发作时环境中是否存在某些致病因素，比如接触香水、宠物、烟草等。

如果宝宝存在严重的呼吸困难，并且不断加重，特别是呼吸非常急促，而且在吸气时胸壁内凹，在呼气时发出严重的嘶嘶声；嘴唇或手指甲床发青；非常烦躁、异常嗜睡或神志不清；呼吸时存在任何形式的胸痛；反复呕吐，无法服用任何口服药或液体；喘鸣、咳嗽或呼吸困难导致无法说话或不能入睡……这些都是哮喘急性发作的表现，可能会引起特别严重的后果，请尽快带宝宝去看医生。虽然哮喘目前尚不能根治，但通过规范的治疗、防治教育与管理是可以实现临床控制的，也就是说，能让宝宝生活、学习不受疾病的影响。对于这类疾患，爸爸妈妈也要有正确的认识，遵从医嘱，不要擅自停药，记好哮喘日记。

温馨提示：咳嗽变异性哮喘是哮喘的一种特殊类型，咳嗽为唯一或主要表现，咳嗽持续超过 4 周，常在运动、夜间和（或）凌晨发作或加重，以干咳为主，不伴喘息，临床上无感染征象，或经较长时间抗生素治疗无效，而抗哮喘治疗有效。如果怀疑此病，建议到儿科就诊，根据宝宝的表现、查体及其他检查（如肺功能、变应原等），明确诊断并给予合理的治疗。

3. 各种皮疹

皮疹是一种皮肤病变，可以表现为单纯的皮肤颜色异常，也可出现皮肤表面隆起或发生水疱等，有多种多样的表现形式。不同皮疹的形态不一，有时会痒，有时不痒。皮疹既可能是单纯的过敏表现，也可能是某些传染性疾病的主要症状，下面爸爸妈妈一起来看看学龄前期宝宝常见的几种传染性疾病皮疹的特点吧。

（1）麻疹

麻疹的皮疹多在发热 3~4 天时出现，起于耳后、发际、颈部，逐渐蔓延至颜面、躯干及四肢。疹形是玫瑰色斑丘疹，继而颜色加深至暗红色，可融合成片，疹间可以见到正常皮肤。除了皮疹还伴随发热、上呼吸道炎（咳嗽、流涕）、结膜炎、口腔麻疹黏膜斑。麻疹的传染性强，易并发肺炎。如果宝宝有可疑麻疹病人接触史，怀疑罹患麻疹，请让宝宝居家休息，千万不要带病上学，这样不利于宝宝康复，也容易传染给其他宝宝。如果宝宝出现持续高热、精神欠佳，或者咳嗽等情况，请务必及时带宝宝至传染病医院就诊。

（2）手足口病

手足口病的皮疹也多于发热 3~4 天出现，分布于手、足、口、臀部，多伴有发热，可伴有呼吸道症状，部分宝宝仅表现为皮疹或者疱疹性咽峡炎（即咽部可见灰白色疱疹）。皮疹形态多样，可表现为斑丘疹、丘疹、疱疹，皮疹周围有炎性红晕，疱内液体极少，不疼不痒，皮疹恢复期不结痂、不留疤。手足口病是由肠道病毒感染引起的，可通过接触病毒污染的手、毛巾、水杯、玩具、食物以及衣物和床上用品引起感染，也可以通过飞沫传播。幼儿园的宝宝一定要养成勤洗手的好习惯，杜绝啃玩具、吃手等坏毛病。特别需要注意的是，重症手足口病进展很快，可累及心脑等重要脏器，甚至危及生命！轻型的手足口病宝宝要居家休息，并与家里其他的宝宝做好隔离，接触者做好手卫生。

（3）水痘

水痘的皮疹在发热 1 天便可出现，最初起于躯干部，继而扩展至面部及四肢，呈向心性分布，开始为红色丘疹或斑疹，数小时后变成椭圆形水滴样小水疱，周围有红晕，约 24 小时内容物变混浊，且疱疹出现脐凹现象，水疱破溃后结痂。4 种形态的皮疹同时存在，俗称"四世同堂"。水痘是一种传染性极强的儿童期传染性疾病，通过接触或飞沫传染，同样需要注意做好隔离工作，如果宝宝状态不好，请带宝宝去传染病医院就医。

4. 尿频

尿频指的是排尿的次数明显增多，伴有或不伴尿急及尿痛。尿频宝宝很可能有泌尿系统感染，尤以女宝宝多见。如果宝宝出现了排尿异常，建议及时查尿常规，必要时需找儿科肾脏专业医生咨询。

有的宝宝突然出现白天尿频而夜间排尿正常的情况，查尿常规正常，没有泌尿系急性感染及神经系统异常的病症，那要注意神经性尿频，此症也被称为精神性尿频。这是一种非感染性尿频、尿急，多发生在学龄前宝宝身上，其发病特点为尿频（每 2~10 分钟排尿一次）和尿急（一有尿意就不能忍耐，但每次排尿量很少甚至不排尿）。此症以心理因素多见，生活中总有一些引起精神紧张、对精神状态造成不良刺激的因素（如生活环境的改变，宝宝对入托、入学心理准备不足，被寄养给他人抚养，父母的突然分离、亲人的死亡，以及害怕考试或惧怕某种动物等），这些都可能使宝宝精神紧张、焦虑，使抑制排尿的功能发生障碍，结果表现出尿频、尿急。

宝宝的排尿次数可从正常每天的 6~8 次增至 20~30 次，甚至每小时 10 多次，且每次排尿量很少，有时可能只有几滴，睡眠后无尿频。此种尿频症状经常在上床睡觉前、吃饭时、上课时加重。爸爸妈妈应该对宝宝给予耐心的指导，消除其顾虑；鼓励宝宝消除害怕、担心的情绪，保持轻松愉快的心情。如果心理疏导后仍无改善，那就需要求助医生采取其他的治疗措施了。

5. 结核病

结核病是由结核分枝杆菌引起的传染性疾病，是严重威胁儿童健康的重要传染病。全身各个脏器均可受累，但以肺结核最常见。中国是结核病高负担国家，据世界卫生组织报道，2018 年中国结核病患者数量超百万，其中儿童结核病发病人数在 10 万左右。儿童结核病不容忽视。

开放性肺结核 [7] 患者是主要传染源，正规化疗 2~4 周后，随着痰菌排量减少而使传染性降低。呼吸道为主要传播途径，儿童吸入带结核分枝杆菌的飞沫或尘埃后即可引起感染，形成肺部原发病灶。少数经消化道传染，经皮肤或者胎盘传染者少见。

生活贫困、居住拥挤、营养不良、经济落后等是人群结核病高发的原因。新生儿对结核分枝杆菌非常易感。宝宝发病与否主要取决于两方面原因：一是结核分枝杆菌的毒力及数量，二是机体抵抗力的强弱。若宝宝免疫力低、结核分枝杆菌的毒力高及（或）结核分枝杆菌数量多，则宝宝易患结核病。

接种卡介苗可提高对结核病的抵抗力，降低儿童重症结核病的发病率，尤其是预防新生儿肺外结核病，如结核性脑膜炎。但并非接种了卡介苗的宝宝就不患结核病了。如果宝宝出现了长期咳嗽、低热、盗汗、消瘦等症状，需警惕结核病。极少数宝宝可患有播散性结核病，甚至会出现结核性脑膜炎，这些情况需紧急住院治疗，否则可能引起严重的后果。此外，如果宝宝生活的环境中有成年人出现活动性结核病或结核分枝杆菌素试验[8] 阳性，该患者应该尽可能被隔离起来，特别是要远离宝宝。建议宝宝接受结核分枝杆菌素试验，未接种卡介苗者出现阳性，接种过卡介苗者，其结核分枝杆菌素试验中度阳性，建议去结核门诊就诊，进一步检查，根据情况给予不同治疗方案。结核病为传染病，一定要去有结核病诊治资格的医院就诊。

6. "长叹气"

"长叹气"是一种通俗说法，也称为"喘大气"，医学上称为叹气样呼吸。"长叹气"本身既可以是一种正常的生理现象，也可能是精神心理因素所致的神经功能性表现，少数情况下与心肺疾病相关。

精神紧张、抑郁等多种因素可使人体的代谢活动减缓，呼吸幅度变浅，逐渐使肺内功能残气量增多，氧含量则相对不足，反射性刺激呼吸中枢，出现叹气样呼吸。"长叹气"可通过深吸气以及随后的深呼气而增加肺泡内氧含量，宝宝呼吸会变得舒畅，胸闷减轻或消失。

"长叹气"与体力活动（如跑步、上楼等）无明显关系，而多发于安静状态或者被爸爸妈妈训斥之后。爸爸妈妈应查找宝宝有无情绪改变的诱因，最常见的原因是宝宝不适应新环境和紧张情绪引发的心理障碍，此时应尽量转移其注意力，根据宝宝的情绪变化加以心理疏导，不要过度关注"长叹气"症状。

"长叹气"也可能为肺部炎症、肿物、先天畸形等器质性疾病的症状之一，通过胸片或者胸部 CT 检查可以帮助诊断。咳嗽变异性哮喘亦可表现为"长叹气"，伴有或不伴胸闷，病程长，反复出现 4 周以上，通过肺功能检查可帮助诊断。上气道咳嗽综合征表现为开始有咳嗽、流涕症状，后期可能仅有"长叹气"的表现，可就诊于耳鼻喉科。此外，心律失常、急性心肌炎等心血管系统疾病，也可以"长叹气"为首要表现，所以宝宝如果出现"长叹气"，还需进行心电图、超声心动图、心肌酶等检查，必要时需要找心血管医生就诊。

（撰稿　东丽丽 / 审校　徐勇胜　刘薇）

注：

1 腭盖高拱：上牙膛又高又窄，由此引起上牙弓狭窄。上牙弓狭窄，下牙弓更宽，易形成地包天。

2 上切牙：上面的门牙。

3 参见王艺、万朝敏：《中国 0 至 5 岁儿童病因不明的急性发热诊断处理指南（简化版）》载于《中国循证儿科杂志》，2009 年第 4 期。

4 物理降温：采用物理的方法使体温下降，有局部冷疗和全身冷疗两种方法。局部冷疗采用冰袋、冰囊、冰帽等，通过传导方式散热，全身冷疗采用温水擦浴、控温毯方式达到降温目的。

5 脱水：人体由于病变、消耗而丢失大量水分，不能及时补充，造成新陈代谢障碍的一种症状，严重时会休克，甚至危及生命。

6 呼气气流受限：气道管径在呼吸运动中同肺组织失去协调，导致呼气相气道内径显著缩小或提前关闭，使得出现呼出流量受限的病理生理改变。

7 开放性肺结核：肺结核进展期与部分好转期患者的痰中经常有结核分枝杆菌排出，具有较强的传染性。

8 结核菌素试验：又称 PPD 试验，是指通过皮内注射结核菌素，并根据注射部位的皮肤状况诊断结核分枝杆菌感染所致 Ⅳ 型超敏反应的皮内试验。阴性（－）：硬结平均直径不足 5 mm 或者无反应者为阴性。阳性（＋）：硬结 ≥ 5 mm 者为阳性，5 mm ≤ 硬结 < 10 mm 为一般阳性（＋）；10 mm ≤ 硬结 < 15 mm 为中度阳性，≥ 15 mm 或者局部出现水疱、破溃、淋巴管炎及双圈反应等为强阳性。

第二节　外科篇

　　和其他年龄段一样，学龄前期作为宝宝新的成长阶段，也有着独特之处，宝宝的身体发育速度放缓，心智发育却逐渐加快，在父母眼里简直像个"小大人儿"。

　　伴随着幼儿园的启蒙教育，宝宝的户外活动和与同龄人的交流也在逐渐增加。身体的成长与环境的变化让宝宝究竟面临哪些与以往不一样的健康管理目标和潜在风险呢？

健康体检"五连看"

　　1. 看头颈

　　在生活中通过轻触和观察，按耳前、耳后、枕后、颈后、颈旁、颈前、锁骨上的顺序依次检查，能了解宝宝头颈部有无新出现的肿物。较常见的肿物多位于颈前部正中

（如甲状腺舌管囊肿）和颈部旁侧（如肿大的淋巴结），有的需要手术治疗，有的则可以持续观察。对于这些肿物，如果父母无法判断或心存顾虑，可以求助于医务人员，通过身体检查和影像学设备可知道是否需要进一步诊治。

2. 看胸部

观察宝宝胸部外观是否存在异常，有无凸起或凹陷，如鸡胸。鸡胸是这个年龄段宝宝最常见的畸形，尤以男宝宝多见。顾名思义，鸡胸表现为胸壁前凸畸形，形似鸡的胸部。一般早期没有其他表现，但随着发育，畸形程度进展会导致心肺功能受损，并因外观异常而产生心理障碍，此类宝宝应手术治疗。

3. 看"羞羞"

男宝宝在这个阶段随着阴茎的生长，外翻包皮时可以显露大部分阴茎头。如果包皮口狭窄，包皮过长，外翻包皮时不能显露阴茎头就是所谓的生理性包茎。及时处理包茎，加强局部清洁是预防包皮炎或更严重的泌尿系统感染的重要手段，同时也可以避免病理性包茎即瘢痕性包茎的出现。此外，包皮过长[1]、隐匿阴茎[2]、埋藏阴茎[3]也是各有特点。部分女宝宝在这个阶段会阴部分泌物会增多，需做好彻底、有效的清洗以避免感染。显露外阴后应在流动的水下冲洗，无特殊情况则不需要加特殊洗液即可达到清洁效果。

4. 看皮肤

此阶段应该延续婴幼儿时期对宝宝皮肤进行观察的良好习惯，仔细的观察和详细的记录是发现异常变化的关键。例如，皮肤上位于经常被摩擦部位的黑痣，一旦出现外形不规则、直径明显增大、颜色变化、表面毛发生长，或者皮下肿块短时间内明显增大、质地改变等都需要到医院请医生进行专业检查，看看是否需要进一步处理。

5. 看骨骼

骨与关节化脓性感染是这个年龄段宝宝面临的最常见、潜在危害大的骨科问题，典型表现为局部疼痛、发热、活动受限，起病急、病情重是其特点，及时发现对于早诊断、早治疗尤为重要。虽然学龄前期宝宝出现骨肿瘤并不多见，且多为良性肿瘤，但如果在日常洗澡或接触中发现宝宝的肢体有骨性肿块，触及肿块有不适感，或宝宝经常诉说某一局部持续疼痛且有加重趋势，则必须引起高度重视。X线检查对于骨肿瘤的诊断至关重要，单次四肢拍摄的辐射剂量极低（低于每日环境背景辐射），对于宝宝是绝对安全的，请家长不必担心。

隐秘角落的 4 个高风险问题

1. 外伤

伴随着身体的成长，学龄前期宝宝的活动范围明显扩大，遭遇外伤的风险也随之增加。头外伤、皮肤创伤、上肢骨折与脱位颇为常见，其中开放性外伤[4]不在少数。

倘若宝宝意外造成开放性外伤，如果有条件，院前处理应包括以下几点。首先，局部清理。如果伤口表面有较多污染物，可在流水下予以清除，用碘伏简单消毒。其次，包扎止血。开放性外伤常伴有出血，局部可用纱布或干净手帕加压覆盖，用绷带或宽布条包扎（注意松紧适度）。再次，临时固定，如果合并四肢骨折，可用手边的板子或厚书本和布条制作临时夹板固定伤肢，避免伤肢骨头断端活动而造成二次伤害。最后，完成简单处理后及时就医，医生会为宝宝做进一步的规范处理。

2. 急腹症

急腹症是以宝宝出现急性腹痛为主要表现的一系列疾病，如急性肠梗阻、急性阑尾炎、急性胰腺炎等，对宝宝的健康造成巨大威胁。腹痛的性质及伴随表现对于疾病的性质和严重程度有提示作用。不同的宝宝在这个年龄段的表达能力差异很大，有的仅表现为哭闹不安、拒按、拒振（幼儿阑尾炎可出现"颠簸痛"，即轻拍或颠簸腹部时疼痛加剧），腹痛持续且加重多提示病情进展或严重。

伴随症状中以胃肠道症状最为常见，包括恶心、呕吐、腹胀、腹泻、血便、无排气和排便等，有的可能仅是胃肠炎的表现，但有的却提示腹内器官病变。伴随腹痛，宝宝可能有不同程度的体温升高，或间断低热，或持续高热不退，但不一定与疾病的严重程度正相关。精神状态的改变是病情严重或恶化的表现之一，如宝宝出现萎靡不振、倦怠嗜睡、烦躁不安和（或）伴有面色苍白，手脚湿冷等表现，请立即就医。

3. 消化道异物

除了支气管异物，宝宝将硬币、笔帽、纽扣、钉子、骨头等吞下也会导致消化道异物。这种情况的发生与宝宝太好奇、进食急、臼齿尚未完全长成等多重因素有关。

避免上述危险的关键在于预防。首先，要细心看护宝宝，反复告诉宝宝不要随意将非食物放入口中；其次，应加强对细小物品的管理；最后，应从小培养宝宝细嚼慢咽的良好就餐习惯。如果出现消化道异物，家长不要过度惊慌，尽快送宝宝就医。在明确异物的性质和位置后，医生会提供合理的方案，部分异物可随粪便排出，部分异物则需要做手术取出。

4.阴囊肿块

在男宝宝的成长过程中，爸爸扮演着重要的角色。随着宝宝年龄的增长，性别认知逐步形成，对于隐私部位可能不再让妈妈看了，这时阴囊部位的变化就需要爸爸多细心观察了。

学龄前期的宝宝出现局部睾丸外的肿块或睾丸肿大变硬是最常见的异常。如果伴有阴囊的红肿、疼痛则更要引起重视。不过无痛并不说明问题不严重，如睾丸肿瘤就可能仅表现为单侧睾丸的无痛肿大。B超检查可以为诊断提供重要的线索，同时细心观察和定期体检可以早期发现疾病。

（撰稿 王晓佳 / 审校 张保刚）

注：

1 包皮过长：单纯包皮长，但外翻可完全显露阴茎头，这种情况需要在平时生活中加强清洗阴茎头和包皮内外侧面。

2 隐匿阴茎：阴茎外观短小，但向后推挤阴茎根的皮肤见有正常阴茎体显露，松开后阴茎体迅速回缩的情况，这有影响阴茎发育并造成心理障碍的可能，所以部分病例需要手术治疗。

3 埋藏阴茎：由于下腹部脂肪堆积，可能出现阴茎埋藏于耻骨前脂肪组织中的情况，需要采用科学的喂养方法将宝宝体重控制在合理的范围之内。

4 开放性外伤：创伤位置的内部组织（如肌肉、骨骼等）与外部互通的损害。

第三节　心理科篇

有句老话"3 岁看大，7 岁看老"，可见 4~6 岁是宝宝性格形成的关键时期。此时，宝宝的智力发展迅速，有了一定的独立性，活动范围也增大，并勇敢地离开妈妈温暖的怀抱，走进了热闹的集体生活。在此阶段，家长应该重视宝宝独立性的教育，注意培养其思维与想象力，通过游戏、体育活动来增强体质，并在游戏中学会遵守规则和与人交往。

健康体检"四连看"

1. 看动作协调与平衡

这个年龄段宝宝的运动协调和平衡能力已经有了较大的发展。4 岁的宝宝会单脚站、单脚跳，可以脚跟对脚尖沿直线走。有的宝宝喜欢画画，会画小人儿，能使用剪刀

（一定注意要用安全剪刀），沉迷于做手工。

5岁的宝宝能闭眼单脚站一会儿，还能将一只脚的脚尖对另一只脚的脚尖走三角路线，也能脚跟对脚尖后退着走。可以把三角形、圆形沿边缘剪下来，会照图画三角形、圆形。6岁的宝宝已经会跳绳和用筷子夹花生米了。

2. 看语言表达和互动

学龄前期是宝宝一生中词汇量增长最快的时期，6岁时已经可以掌握2500~4000个词汇了，包括各类词，词义逐渐明确，并有一定概括性，能掌握基本语法结构。4岁的宝宝可以讲述简单的故事，知道一些反义词，能唱歌，即使在陌生人面前说话也能清晰易懂，但在表达复杂事情时可能出现说话不流利的现象，常被误认为是"口吃"。

5岁的宝宝开始认字，能分辨数种颜色，会数10个数，知道物品的用途及性能。比如问"什么是香蕉"，宝宝能回答"水果"或"吃的"；问"什么是房子"，宝宝会回答"住人的"或"砖盖的"。6岁的宝宝不仅会讲故事，还会写字了，也能分清左右，比如"用你的左手摸右耳""用你的右手摸左耳"，宝宝都能做对。可以数几十个数，做简单的加减法。

3. 看个人社交能力

4岁宝宝的动手能力已经比较强了，会自己刷牙、洗脸，不需要父母帮助就能自己穿或脱简单的衣服和鞋。宝宝爱问"为什么"，记忆力强，有初步思考问题的能力，能与年龄较大的小朋友一起玩有想象力的游戏，开始意识到自己的责任，愿意帮助别人，能承认错误。

5岁的宝宝喜欢与幼儿园小朋友交往，喜欢玩扮演角色的游戏，如扮演医生、警察、邮递员、消防员等熟悉的人物，也喜欢玩比赛游戏。宝宝开始懂礼貌，遵守集体规则，能完成简单的家务，会系鞋带。6岁的宝宝可以参加简单的劳动和手工，如扫地、擦桌子、剪纸、泥塑等。宝宝知道遵守交通规则、公共卫生规则，懂得遵守课堂纪律，逐渐学会控制冲动，用语言表达情绪。还掌握了基本的交流技巧，遇到困难会向老师或爸爸妈妈寻求帮助。

4. 看心理活动及"注意"

4~5岁的宝宝开始理解他人的想法，能进行简单的抽象思维[1]和推理。此阶段宝宝仍以无意注意为主，有意注意[2]正在发展中。"注意"的稳定性提高，宝宝可将注意力较长时间集中在感兴趣的事物上，如图画书、电视等。随着"注意"的范围扩大，5岁以后的宝宝能注意事物的内部状态、因果关系，从事一项活动时，可以逐渐有计划地分配注意力以指导自己的行动。注意力集中的时间与年龄有关，5~6岁的宝宝能集中"注意"15分钟左右。

4岁的宝宝能用语言、动作等方式控制自己的情绪，如看到电视内容紧张时会用手蒙住眼睛，或自我安慰来缓解焦虑，改变行动以躲避不愉快的情绪。但此年龄段的宝宝还是容易情绪冲动或发脾气，对父母的要求常回答"不"。5~6岁宝宝的自我情绪控制能力增强，能有意识地抑制自己不合理的要求，有一定的抗诱惑或延迟满足要求的能力，遇到挫折时哭闹或发脾气少了，能理解和处理自己或他人的意愿和情绪，比如能用比较复杂的语言跟妈妈协商，来改变妈妈的意见或要求。宝宝开始显示出对性别差异的兴趣，对同性和异性都很好奇。

隐秘角落的 5 个高风险问题

1. 吮手指（吃手）

宝宝的吃手行为在 2 岁以后会逐渐消失，如果 4 岁以后仍然有反复吮吸自己手指的行为，则属于行为偏异，应予以重视。宝宝吮吸手指多发生在孤独、疲倦、思睡、饥饿时，与亲人分开、生病时可能会加重。如果强行制止吃手行为，则容易适得其反。可以采取分散注意力或不吮指时给予宝宝表扬或奖励的方式，以达到使该行为逐渐消失的目的。如果宝宝存在顽固性吸吮手指行为，可能会导致牙齿排列异常，影响下颌发育，甚至影响咀嚼、吞咽或发音，应尽早带宝宝咨询医生，进行行为治疗。

2. 咬指甲

啃咬手指甲也可能是顽固性吮手指的延续，严重时宝宝还会啃咬脚趾，也多在紧张不安、心理压力大、焦虑、恐惧时发生。轻者常导致指甲顶端凹凸不平，不能覆盖指端；严重时指甲周围皮肤出血，还可能导致甲床炎、甲沟炎、指甲脱落或手指端变形。需要注意的是，责骂、惩罚绝不是解决问题的办法，反而有可能导致症状加重，最重要的是找出令宝宝情绪困扰的原因，努力消除紧张焦虑、缓解压力，这样才能减轻或消除这种行为。对于重度咬指甲的宝宝，还是得由医生给予帮助。

3. 夹腿综合征

有的家长会发现宝宝有两腿交叉摩擦或者双腿夹裹被子、枕头挤压外生殖器的问题，再大一点的宝宝还会直接用手抚弄生殖器，同时有脸红、出汗、气喘等表现，此时喊宝宝的名字宝宝是知道的，但如果制止宝宝的行为，则可能会引起反抗和哭闹。如果出现上述情况，需要带宝宝咨询医生，排除癫痫以及外阴炎症、湿疹、包皮过长、包茎、蛲虫感染等诱因。对于确诊为夹腿综合征的宝宝，切勿训斥或吓唬。要注意其外阴部的卫生，衣着宽松且透气，同时采取忽视或分散注意力、安排丰富的游戏活动等来达到矫正的目的。

4. 选择性缄默

有些宝宝在获得正常言语功能后，于某些或某个特定的场合会表现为沉默不语，也就是说，言语表达在场合和对象上有鲜明的选择性。例如，在幼儿园里拒绝讲话，在家里则能正常言语交流；不跟陌生人交流，和熟悉的人则谈吐自如；离开家后不跟成年人言语交流，但跟小伙伴则能正常言语沟通。这样的宝宝多数情况都是在公众场合拒绝讲话，有时可用手势、点头、摇手等躯体语言，或者用书写来代替言语进行交流。多数宝宝还合并有其他的情绪和行为问题，如害羞、社交中行为退缩；在家顺从、听话，见到生人则紧绷脸、面无表情等。对于选择性缄默的宝宝，行为治疗是首选干预方案。

5. 智力障碍

如果宝宝的智力和社会适应能力[3]均明显低于同年龄的平均水平，说明其存在智力障碍。智力障碍不是一种疾病，而是综合征，即没有单一病因，也没有一致的发病过程，且 50% 的发病原因未能查明。对于部分病因清楚的遗传代谢性疾病要做到早诊断、早治疗，例如，苯丙酮尿症宝宝如果能及时进行饮食治疗，可以避免发生严重的智力障碍；先天性克汀病宝宝倘若给予甲状腺素治疗，亦可改善智力状况。还有先天性脑积水宝宝，通过手术治疗，能减轻大脑压迫，有助于发育。目前对于大部分智力障碍的宝宝主要以特殊教育、康复训练等为治疗手段。如果发现宝宝有发育滞后的迹象，千万不要觉得"面子"不好看，讳疾忌医，而是应当尽早咨询医生，制定干预策略，尽可能帮助宝宝追上同龄人的脚步。

（撰稿 / 审校 于情）

注：

1 抽象思维：运用概念，通过判断、推理的思维形式达到对事物本质特征和联系的认识过程。

2 有意注意：自觉地、有目的地注意，需要一定的努力。

3 社会适应能力：个体独立生活和履行社会职能的能力。

第四节　眼科篇

"爸爸妈妈去上班，我去幼儿园……"面对图画书、小黑板，宝宝忽闪着大眼睛充满了求知欲。遇到不明白的事情，眼睛里写满了问号。看到小伙伴，眼睛里充满了快乐。学龄前期的宝宝眼睛似乎会说话，这时需要父母有敏锐的观察力和准确的判断力，才能发现宝宝眼睛发育和视力发展的小毛病。

健康体检"四连看"

1. 看眼皮和睫毛

无论宝宝是双眼皮还是单眼皮，两只眼睛应该是基本对称的。如果出现了之前说到的先天性上睑下垂（第四章），那么就需要尽快带宝宝到医院做详细的检查。如果宝宝因此视力受到影响的话，应当尽早考虑手术治疗。同样，倘若之前宝宝总爱揉眼睛、怕光、易流泪，出现了先天性睑内翻、倒睫，也需要到医院进一步检查。如果宝宝"黑眼球"发炎甚至视力受到了影响，应尽早考虑手术治疗。

有的宝宝出生后眼皮周围就发现有血管瘤，曾在医院诊断为婴儿血管瘤，如果到了这个年龄段还没有明显消退，甚至会导致眼皮遮挡视线，一定要带宝宝去医院找专科医生进行评估。50%以上的婴儿血管瘤在宝宝5岁以内会消退。如果眼皮部位的血管瘤长期遮挡视线则会引起宝宝弱视，需要进行干预，有的可能需要进行手术治疗。

如果家长无意间发现宝宝眼皮或者眉毛周围有球形或者半球形隆起的小肿物，有的可以在皮肤表面被来回推动，有的则可能牢牢地"趴"在那里不能活动，这些提示宝宝存在眼眶浅部肿物，需经专科医生评估。这些肿物有的只需暂时观察，有的需要及时手术。

2. 看"黑眼球"

当宝宝在注意力不集中或者疲劳的时候，如果有一只眼睛的"黑眼球"不在正中间的位置，而是移向了外眼角的位置，或者发现宝宝在户外阳光下玩耍的时候，喜欢闭上一只眼睛，那么有可能存在外斜视，这类问题如果处理不及时，会影响到宝宝视力发育。

还有的宝宝之前没有"对眼"的现象，但是近期却出现了这样的毛病。在这些宝宝中，有的可能需要戴上一副小眼镜，有的则不得不给予手术治疗，当然还有很多宝宝只需密切观察和定期复查就可以了。但不论是哪一种情况，都不能大意，要及时带宝宝去医院，让专科医生进行评估。

3. 看"白眼球"

一旦发现宝宝的"白眼球"发红，同时还出现了很多黄色的脓性分泌物，可不要再送他去幼儿园啦，因为宝宝很可能患了急性结膜炎。急性结膜炎是具有一定传染性的，如果再和其他宝宝一起玩耍，可能会通过相互接触而把疾病传染给其他宝宝。当然爸爸妈妈也不用太担心，这种结膜炎外观看着很吓人，貌似很严重，但只要经医生确诊后，能够保证按时按量地给宝宝使用滴眼液，一般7~10天就可以恢复了。

4. 看视力情况与散瞳验光

与之前不同，宝宝到了学龄前期，大多都已经可以准确测出视力，当然这要在正规的医疗机构完成。不过即便视力测量结果在宝宝所处的年龄段属于正常，爸爸妈妈也不能掉以轻心，还需要定期给宝宝进行视力测量。如果宝宝的视力测量结果弱于相同年龄段宝宝的正常视力，就需要配合眼科医生做进一步的视力相关检查。

家长们应该听过散瞳验光吧，可能对散瞳验光存有很多顾虑和疑问。其实，散瞳验光检查并不可怕。由于宝宝年龄小，眼睛自身的调节能力很强（某些结构就像橡皮筋，伸缩变换自如），所以需要滴用一种滴眼液增强这种调节能力，以便更准确地检查视力、发现问题。这种滴眼液本身对宝宝的眼睛没有伤害。散瞳验光检查可以重复进行，而且隔一段时间再次散瞳验光进行复查也是很有必要的。

隐秘角落的 2 个高风险问题

1. 眶蜂窝织炎

有时候，宝宝的眼皮莫名其妙地肿了，几天后就好了，这不算什么大问题。但如果宝宝的眼皮突然红肿，发展速度比较快，尤其是同时伴有发热，精神状态不好，爸爸妈妈可别掉以轻心，此时，宝宝很有可能遭遇了"大麻烦"，罹患了眶蜂窝织炎。眶蜂窝织炎是一种出现在眼皮周围及深部软组织的急性炎症，发病急剧，严重的可能会危及生命。需要及时带宝宝到医院就诊，进行抗感染治疗。如果此病治疗顺利，预后很好。如果感染没有及时得到控制，很可能会扩散到颅内，引起严重的并发症。

2. 视神经胶质瘤

视神经胶质瘤早期可能并没有任何症状，宝宝的视力最多有些许下降，病程进展缓慢，很难被及时发现。这种疾病一般都是在健康体检或病情进展到出现严重的视力下降、眼球突出等症状时才被确诊。由于该病还可能合并皮肤和神经系统病变，因此有时是在其他科室协同诊断时被发现。这种疾病早期病情稳定，一般不需要治疗，对于首诊于眼科的宝宝，一定要去相应科室进行全身检查，除外结节性硬化症等其他病症。对于出现眼部症状的宝宝，疾病早期就应积极对症治疗，尽量挽救视力，保留眼球。

（撰稿 / 审校　郭珍）

第五节　耳鼻喉科篇

　　与婴幼儿期的宝宝相比，学龄前期的宝宝变得懂事多啦，不会随便将小玩具塞进鼻孔里，对妈妈的嘱托也能记在心上（虽然也可能会忘记）……

　　宝宝慢慢喜欢上幼儿园了，一切都是那么新鲜而美好：跟着老师大声地朗读儿歌；跟小朋友喋喋不休地谈天说地（偶尔也会大声吵架）；回到家迫不及待地和妈妈分享在幼儿园发生的趣事。等一等，为什么宝宝越来越爱说话，可声音却越来越不清脆了呢？

健康体检"四连看"

　　1. 听说话

　　这里谈及的声音嘶哑是一个较漫长的发展过程，与前面提到的突发性声音嘶哑不是一回事儿。虽然引起声音嘶哑的疾病有很多，如喉部损伤、支配声带的运动神经病变、喉部肿物等，但宝宝的声音嘶哑绝大多数与经常性哭闹、说话有着直接的关系。当发现宝宝出现声音嘶哑时，一定要告诉宝宝少说话、不大声喊，更不能随便发脾气或者哭闹。如果没有及时纠正，宝宝悦耳的声音将会变得沙哑，甚至会出现声带息肉，需要手术干预。

2. 看睡觉

宝宝也会打鼾？是的！如果宝宝睡觉时用嘴呼吸，而且常常发出响亮的鼾声，甚至一晚上出现多次被憋醒坐起来的现象，这便是引起宝宝睡眠障碍的常见疾病——阻塞型睡眠呼吸暂停低通气综合征（OSAS）导致的。通俗地说，这就是宝宝在睡觉时出现慢性缺氧的过程。宝宝如果睡不好，随之而来的便是生长发育落后、注意力下降、学习能力下降，甚至成年后患心脑血管疾病的概率也会增加，所以必须要予以重视。

3. 看鼻面部皮肤

宝宝鼻面部皮肤的红肿及压痛主要与感染有关。鼻根至两侧嘴角的三角形区域被称为危险三角[1]，解剖位置特殊，当这里发生炎症时，若治疗不当或挤压（学龄前期的宝宝动手能力已经很强了，可能会动动自己的小手挤掉脸上出现的任何小痘痘），会导致炎症的扩散，可以引起海绵窦血栓性静脉炎[2]或严重的颅内并发症，于是危险便降临了。因此，颜面部的感染要及时治疗、控制，同时需要培养宝宝养成不挖鼻孔、不挤压小痘痘的好习惯。

4. 看张口的角度

当宝宝不愿张口、不想说话或因畏惧而做吞咽动作导致嘴里一直含着唾液，甚至脑袋一直偏向一侧不敢活动，这些表现都提示宝宝可能存在咽部炎症感染。常见的咽部感染性疾病包括急性扁桃体炎、咽旁脓肿、咽后脓肿等，宝宝咽部感染时除了之前提及的表现，还常常伴有畏寒、高热、食欲差、无力等较重的全身症状。特别提示：咽部的感染可能会往下蔓延，引起喉炎及喉头水肿，这可是儿科急症，一旦延误就诊将会危及生命。

隐秘角落的 4 个高风险问题

1. 急性扁桃体炎

急性扁桃体炎是宝宝咽部常见的急性非特异性炎症，主要表现为扁桃体充血肿胀、表面出现容易拭去的白色假膜。随着抗生素的合理应用，该病本身并不可怕，但可导致一些严重的并发症，如急性关节炎、急性心肌炎、急性肾小球肾炎、风湿热等。

此病的致病菌主要为乙型溶血性链球菌，使用抗生素是急性炎症期主要的治疗方法。对于反复发作者或已有并发症者，可以考虑在急性期后进行扁桃体摘除术。

2. 化脓性耳软骨炎

化脓性耳软骨炎是耳郭软骨膜的急性化脓性感染，耳郭软骨可因感染缺血而逐渐坏死。如果坏死的软骨范围较大则会导致耳郭畸形挛缩。常见的致病原因主要包括耳郭邻近组织的感染、耳郭手术后继发感染及耳部的外伤。

爸爸妈妈可别用"拧耳朵"的方法去惩罚不听话的宝宝，这样做也可导致化脓性耳软骨炎。本病治疗方法主要是在脓肿没有形成时，早期合理使用抗生素，促进耳郭炎症的消退；脓肿形成后，在应用抗生素的基础上进行脓肿切开引流术。在此特别提醒：如果发现宝宝耳郭周围皮肤红肿，绝不能大意。

3. 中耳表皮样瘤

表皮样瘤其实并不是真正意义上的肿瘤，而是一种囊性结构，囊袋内含有一些上皮及角化物质。它具有破坏周围骨质的特点，所以如果不及时干预，可能会引起严重的颅内外并发症。

不伴有感染的中耳表皮样瘤可能没有明显症状，宝宝可能是因为听力下降而就诊的；伴有感染的中耳表皮样瘤因耳道内有臭味的脓性分泌物多，反倒能够及时就诊。颞骨 CT 检查能够发现中耳骨质有破坏。主要通过手术的方式彻底清理表皮样瘤，预防颅内外并发症。

4. 小儿喉乳头状瘤

小儿喉乳头状瘤是属于喉部的一种良性肿瘤，与人乳头状瘤（HPV）感染关系密切。儿童发病率远远高于成人，80% 集中在 7 岁前，多与分娩时经产道感染有关。该病发展缓慢，主要表现为声音嘶哑，随着肿瘤的逐渐增大而堵塞声门，可能导致呼吸困难。

通过喉镜检查能够发现肿物呈蓬松绒毛状或菜花状，多位于声带上。目前尚无特效疗法，所用的治疗方式如手术、干扰素治疗等均不能获得满意疗效。手术摘除肿物是目前常用的治疗方法，以防止肿瘤堵塞声门引起呼吸困难。但该病容易复发，可能需要做多次手术。

（撰稿 钟玲玲 / 审校 沈蓓）

注：

1 危险三角：鼻根至两侧嘴角三角形区域的静脉因缺少瓣膜，血液可上下流动。当该区域出现感染时，炎症能够逆行扩散至海绵窦或颅内引起严重的感染。

2 海绵窦血栓性静脉炎：临床表现为寒战、高热、头痛，患侧眼结膜水肿，眼球突出、固定甚至视神经乳头水肿等，主要是因为危险三角区域内的炎症逆行至海绵窦感染引起。

第六节　口腔科篇

学龄前期是宝宝面部发育的重要时期，无论是饮食、口腔卫生保健，还是一些特殊的生活习惯等都会在很大程度上影响到面型的发育。此外，这个时期所特有的乳牙咀嚼系统发育完成又会对宝宝造成怎样的困扰呢？相信这是家长们都非常关心的问题，那就一起来看看吧。

健康体检"四连看"

1. 看面部

有研究发现，人类的头部在 6 岁左右会出现一个发育高峰，即"长、宽、高"的三维指标变化极大，具体表现为面部发育特别迅速，尤其是横向发育迅猛。而宝宝在成长过程中或多或少都会存在一些不良习惯，比如吃手指、吸吮嘴唇等，这些对面部发育均会造成巨大影响，削弱口腔功能，破坏面部美观，严重的还会引起颌面部骨骼发育畸形！

（1）脸不对称与偏侧咀嚼

偏侧咀嚼，顾名思义就是一侧后牙龋坏[1]疼痛或一侧牙为残根[2]、残冠[3]而用另一侧牙咀嚼。长期偏侧咀嚼可导致下颌偏斜、颞下颌关节紊乱。而习惯性偏侧咀嚼形成后，还会造成软垢和牙结石堆积，易产生龋齿和牙周病。此外，宝宝的一侧面部明显大于另侧，时间长了还会影响面部骨骼和肌肉的发育，从而导致颞下颌关节病变。

（2）前突牙与咬唇颊

有些宝宝因为性格内向或者错误地模仿别人，逐渐养成了咬嘴唇的不良习惯，从而导致面部发育异常，上前牙前突、下颌后缩，影响下颌正常的前伸运动。长期咬颊部还可造成上下牙弓狭窄，后牙无法咬合。这些不良习惯严重时会出现颞下颌关节紊乱的各种症状，如双侧关节的疼痛和弹响等。

（3）突牙与吮指

有的家长认为这个时期的宝宝爱吮吸手指是正常现象，不需要干预，长大了自然就改正了，这是一种错误的想法。长期吮吸手指不仅会极大影响到宝宝的咀嚼系统发育，还可以造成三大危害，即上前牙前突和下前牙内倾，形成前牙开颌[4]；颊肌收缩，颊肌的压力增大，造成上颌牙弓[5]变窄、腭穹[6]高拱；下颌过度前伸，形成反颌（俗称"地包天")。可见必须采用合理的方法及时预防和矫治。

（4）磨牙症与紧咬牙

有的家长会发现宝宝有磨牙和紧咬牙的习惯，尤其在晚上睡着后，磨牙的症状会特别明显。姑且不说是什么原因造成的磨牙、咬牙，长期夜磨牙和紧咬牙本身就会使宝宝的咀嚼肌长时间处于紧张状态，从而导致面部咀嚼肌疼痛及双侧颞颌关节区 [7] 压痛。

（5）大张口与下巴脱位

倘若宝宝存在不受控制的打哈欠、一口能啃半个苹果等大张口的不良习惯，很可能会诱发颞下颌关节紊乱，造成习惯性的下巴脱位或关节区弹响和疼痛，从而给宝宝的日常生活带来严重的困扰。

2. 看牙齿

从宝宝开始长牙的那一刻起，"牙齿保卫战"就开始了，得时刻警惕"虫牙"（龋齿）对宝宝的威胁。千万别认为反正宝宝的乳牙迟早都会更换一遍，便不需要注意，这可是一个非常错误的认识。

龋病作为最常见的口腔疾病，是影响儿童健康的主要疾病之一。因此，防治儿童龋病是需要医生、父母和宝宝共同完成的最重要的任务之一。

预防龋病的第一种方法是正确有效地刷牙。一开始由于宝宝肢体动作不协调，只要记住一个简单的儿歌就能学会刷牙。这个儿歌的歌词是"小牙刷，手中拿，张开我的小嘴巴；上面牙齿往下刷，下面牙齿往上刷；左刷刷，右刷刷，刷够3分钟，牙齿白白啦"。但是，由于宝宝自主能力差，建议父母每天给宝宝刷一次牙。目前推荐最有效的刷牙方式是Bass刷牙法。首先，请铭记刷牙的顺序：先左后右、先上后下、先外后里。其次，要掌握牙齿各个面的刷牙方式：牙齿内外侧面，牙刷毛朝牙根方向微旋转，刷上颌朝上、刷下颌朝下；使刷毛与牙面长轴基本呈45°左右，轻度施压，勿使刷毛弯曲；在水平方向轻柔颤动，刷净牙齿表面。最后，清理牙齿之间：将刷毛置于牙齿间隙，上下缓慢地转动清理。为避免遗漏和未清理干净牙间隙，可将3颗牙分为1组，每组牙反复刷8次。在牙刷移动的过程中，要重叠前一组的部分牙间隙。刷毛要紧贴牙齿的咀嚼面，深入至后牙表面的裂沟中，做前后短距离颤动（这操作太难啦，估计成人也不会）。

第二种方法是涂氟。涂氟是指在牙齿表面涂布一层氟化物，氟离子会和牙齿表面的无机盐结晶形成更稳定的结构，使其不容易被酸性物质侵蚀，以此来达到预防龋病的目的。

3. 看牙龈

千万别忽视这个年龄段宝宝牙龈的情况。正常的牙龈位于牙齿根部，是一层光滑且平整的淡红色组织。如果发现宝宝的牙龈凸起肿包，多半是因为乳牙受损（如龋齿），且未得到及时治疗所致，结果感染物质逐渐侵袭到牙齿内部，引起牙髓炎症，导致剧烈疼痛。当病原侵袭到牙齿根部的骨组织，继而引起颌面部多间隙的感染时，宝宝的面部会随之严重肿胀，并伴有严重的全身症状，如高热等。如果再不及时处理，甚至会导致严重的菌血症，从而损害多个脏器，危及生命。

4. 看舌体

活泼好动是学龄前宝宝的特点，不过宝宝的身体平衡性稍差，自我保护意识不足，特别容易摔倒，进而导致舌头受伤，引起大量出血。此外，还要注意宝宝的发音情况，最容易引起宝宝发音不清的原因之一就是舌系带过短。过短的舌系带会向后牵拉、阻碍舌头前伸，使原本"U"形的舌尖变成"W"形，严重时甚至会导致舌头无法伸出口外，这就需要专业的口腔医生帮忙诊断和治疗。

隐秘角落的 3 个高风险问题

1. 掌跖角化牙周病综合征（Papillon-Lefèvre 综合征）

如果发现宝宝的手掌、足底、膝部及手肘等局部非常粗糙、角化[8]严重，口腔内的乳牙很早就相继脱落，经观察发现牙周组织破坏严重且发展迅速，而继发的恒牙同样也破损得厉害，早早便脱落。这要当心掌跖角化牙周病综合征，遇到这种情况要尽快带宝宝就诊。

2. 乳牙早失

有很多原因可以导致宝宝的乳牙在继发恒牙萌出前便脱落了。值得注意的是，某一乳牙缺失后，两侧的邻牙都会随之移位，使得该间隙距离逐渐减小，从而造成继发恒牙萌出方向异常，进一步导致宝宝的正常咬合关系无法建立。因此，对于乳牙早失，不能置之不理。

3. 特纳牙

因严重的乳牙根尖周感染引起的继发恒牙牙釉质发育不良，叫特纳牙，可以导致继发恒牙过早龋坏。口腔疾病不仅影响咀嚼、讲话发音、面型美观，还会导致社会交往困难、心理障碍以及某些职业难以就业，不可小觑。

（撰稿 宋达 / 审校 徐文靖）

注：

1 龋坏：又称龋齿，是在以细菌为主的多种因素影响下，牙齿硬组织发生的慢性进行性破坏的一种疾病。致龋的因素包括细菌和牙菌斑、食物以及牙齿所处的环境等。从病因角度而言，龋齿也可称为牙齿硬组织的细菌感染性疾病。

2 残根：牙齿由于龋坏等原因而致使牙冠基本缺失，仅剩余牙根。

3 残冠：牙齿由于龋坏等原因而致使牙冠的大部分缺损。

4 前牙开颌：前牙基于垂直方向上不能咬合。

5 牙弓：亦称牙列，位于上、下颌骨的牙齿连续排列在牙槽骨上，形成抛物线的弓形。

6 腭穹：又称为腭穹隆，呈拱形，由硬腭和软腭组成，硬腭在前部。

7 颞颌关节区：又称颞下颌关节。由下颌骨的下颌头、颞骨下颌窝和关节结节组成，左右合成一联合关节，主理张口闭口和咀嚼运动。

8 角化：人类表皮最下层的基底层细胞在形成扁平的无细胞核及细胞器的角质细胞的过程。这一过程受多方面因素的控制，很易被干扰。

第六章

7~11 岁儿童健康管理

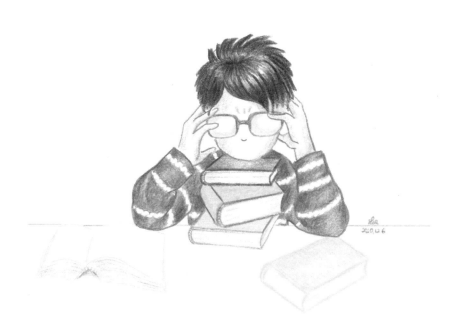

第一节　内科篇

尽管宝宝依旧是父母的宝贝，但事实上，进入学龄期的宝贝不再适合被称为"宝宝"，他们的身心都在茁壮成长，这是一个特殊的年龄段。

儿童的生长发育具有阶段性与连续性的特点。6岁以后，孩子就进入了学龄期，所以7~11岁是介于"呆萌"的学龄前期和"躁动的"青春期中间的那段"精彩"时期。这个阶段儿童的生长发育既保留了一些学龄期的特点，又开始具有青春期早期的特点。

在此阶段，儿童的身高、体重相对增长平稳，每年身高增长5~7 cm，体重增长约2 kg。此时，爸爸妈妈的角色不再是单纯呵护孩子的"全能保姆"，更多时候便成了陪伴者（提供均衡饮食）、聆听者（建立良好情绪）、引导者（安排规律作息）、鼓励者（适度体育运动）……

10岁以后，随着青春期的到来，孩子的身高及体重会出现迅猛增长，同时还伴有性器官的发育。这段时期，每个孩子的心理和生理都会发生巨大变化，个体的行为和生活方式也逐渐形成，所以更要打下良好的基础，这将是顺利度过青春期的必要条件。

健康体检"三连看"

1. 看身高，慎防矮小症

白雪公主和七个小矮人的故事大家都非常熟悉。童话中的七个小矮人都心地善良、勤劳勇敢，小读者也都很喜欢他们。可是在生活中，哪个家长不希望自己的孩子长得又高又壮，不盼着自家孩子像个"大力士"，而不是"小矮人"呢？

出现什么情况，提示应该注意孩子的身高问题了呢？有的孩子，一条裤子穿了好几年仍不觉得短，班级排队总是前三位，成长日记发现每年身高增长不超过 5 cm……这时可就要警惕了。

长个儿这个事情与很多因素有关。俗话说"龙生龙，凤生凤"，这提示了遗传因素在孩子的生长过程中起着重要作用。一般爸爸妈妈高，孩子身高也高，爸爸妈妈矮，孩子身高就矮。身高的增长需要很多营养的供应，比如牛奶、肉类、蔬菜、水果、鸡蛋等。有的孩子偏食挑食，不好好吃饭，体内的营养供给不足，也会导致长不高。此外，体内有一种物质，叫生长激素，主要是在孩子晚上睡觉的时候分泌。如果孩子总是闷闷不乐，或者睡眠不足，或者不爱运动，那么生长激素的分泌就会减少，进而影响孩子长个儿。这些情况通过保持快乐的心情、合理饮食、充足睡眠、加强运动，大多能逐步得到改善。

不过，别忘了，还有一部分孩子是因为疾病而导致个儿矮，也就是矮小症。矮小症是指在相似的环境下，孩子的身高与同性别、同年龄、同种族的儿童相比，低于正常儿童生长曲线[1]的第3百分位[2]，或者每年生长速度小于5 cm。我国曾经在2005年对北京、哈尔滨等9省市的儿童及青少年身高进行统计，制定出反映孩子们身高的数据，家长可以对照参考。（见表1、表2）

引起矮小症的疾病有很多。比如，有的个儿矮的孩子活动时，喘大气、跑不快、玩一会儿就得歇一歇，口唇发青，这得注意有没有心脏疾病；有的孩子眼睛长成了"大眼泡"，小便中有泡沫，应当排查有没有肾脏疾病；有的孩子看上去胳膊和腿短，而身子却很长，这时就要当心是否存在骨骼发育不正常的问题；还有一些孩子聪明活泼，只是个儿矮，这时应考虑是不是生长激素分泌减少……总之，发现这些异常情况，千万不要把孩子身材矮小当成"晚长"，期待着日后"窜一窜"，而是应当及时去医院就诊，以免错过最佳的干预时期。

表1　6~12岁小学生身高百分位数值表（男）

单位：cm

风险等级	3级	10级	25级	50级	75级	90级	97级
年龄	身高	身高	身高	身高	身高	身高	身高
6 岁	109.1	111.8	114.6	117.7	120.9	123.7	126.6
6.5 岁	111.7	114.5	117.4	120.7	123.9	126.9	129.9
7 岁	114.6	117.6	120.6	124.0	127.4	130.5	133.7
7.5 岁	117.4	120.5	123.6	127.1	130.7	133.9	137.2
8 岁	119.9	123.1	126.3	130.0	133.7	137.1	140.4
8.5 岁	122.3	125.6	129.0	132.7	136.6	140.1	143.6
9 岁	124.6	128.0	131.4	135.4	139.3	142.9	146.5
9.5 岁	126.7	130.3	133.9	137.9	142.0	145.7	149.4
10 岁	128.7	132.3	136.0	140.2	144.4	148.2	152.0
10.5 岁	130.7	134.5	138.3	142.6	147.0	150.9	154.9
11 岁	132.9	136.8	140.8	145.3	149.9	154.0	158.1
11.5 岁	135.3	139.5	143.7	148.4	153.1	157.4	161.7
12 岁	138.1	142.5	147.0	151.9	157.0	161.5	166.0

表2　6~12岁小学生身高百分位数值表（女）

单位：cm

风险等级	3 级	10 级	25 级	50 级	75 级	90 级	97 级
年龄	身高	身高	身高	身高	身高	身高	身高
6 岁	108.1	110.8	113.5	116.6	119.7	122.5	125.4
6.5 岁	110.6	113.4	116.2	119.4	122.7	125.6	128.6
7 岁	113.3	116.2	119.2	122.5	125.9	129.0	132.1
7.5 岁	116.0	119.0	122.1	125.6	129.1	132.3	135.5
8 岁	118.5	121.6	124.9	128.5	132.1	135.4	138.7
8.5 岁	121.0	124.2	127.6	131.3	135.1	138.5	141.9
9 岁	123.3	126.7	130.2	134.1	138.0	141.6	145.1
9.5 岁	125.7	129.3	132.9	137.0	141.1	144.8	148.5
10 岁	128.3	132.1	135.9	140.1	144.4	148.2	152.0
10.5 岁	131.1	135.0	138.9	143.3	147.7	151.6	155.6
11 岁	134.2	138.2	142.2	146.6	151.1	155.2	159.2
11.5 岁	137.2	141.2	145.2	149.7	154.1	158.2	162.1
12 岁	140.2	144.1	148.0	152.4	156.7	160.7	164.5

2. 看体重，不当"小胖墩"

随着人们的生活水平越来越高，家里的"小胖墩"也越来越多。"小胖墩"多见于7~11岁儿童及青春期的孩子。这个年龄段的孩子学习任务繁重，课外活动时间减少，最喜欢的放松方式就是躺在沙发上，一边玩着手机，一边吃着薯片、巧克力、冰激凌，喝着果汁、可乐，然后睡上一大觉，再做个香甜的美梦……结果身上的"小肉肉"不请自来，越堆越多。看到自家孩子长得白白胖胖，有些爸爸妈妈觉得这样代表着健康强壮。然而，事实上呢？肥胖已经越来越成为影响儿童健康的"隐形杀手"，伴随肥胖出现的疾病也在危害着儿童的身体健康和心理健康。

"小肉肉"堆积会增加关节负重，容易出现骨关节痛；堆积在胸部，会影响肺功能；堆积在肝脏，容易导致脂肪肝；堆积在血管壁上，容易合并高血压；堆积在脖子上，睡觉会打呼噜……有研究显示，儿童时期肥胖的孩子，长大以后更容易出现糖尿病、冠心病、高血脂等慢性疾病。

除此之外，每个孩子都希望自己受人欢迎，可是上学以后，"小胖墩"经常被不懂事的小朋友起外号——"小猪猪""大胖胖"……这样一来，孩子的自尊心会受到伤害，变得害羞、紧张。特别是随着年纪的增长，体育课会有篮球、足球、跑步等运动项目，胖孩子可能会出现跟不上、跑不动。渐渐地，进一步加剧他们自卑的心理，逐渐封闭了内心、疏远了同学。

请爸爸妈妈在孩子小的时候就要重视对其体重的管理。本书的第四章描述了身体质量指数（BMI）的计算方法，即 BMI＝体重（kg）/身高（m^2）。我国国家卫生健康委员会发布的《学龄儿童青少年超重与肥胖筛查》按照孩子们的年龄与性别确定了 BMI 界值，以此来判断孩子是超重还是肥胖。具体界值见表3。

当发现孩子超重时，爸爸妈妈应当采取行动，包括让孩子定时三餐，减少零食，有空的时候多跑步、跳绳、游泳、打篮球，少看电视，少玩手机，合理安排睡眠时间，保持良好心情……这些方法都可以帮助孩子减轻体重。还有一部分孩子并不是因为"吃得多，动得少"，而是因为生病才变成了"小胖墩"，这被称之为病理性肥胖，需要去看专科医生，才能找到原因。

表3　6~18岁学龄儿童青少年 BMI 筛查超重与肥胖值

单位：kg/m^2

年龄（岁）	男生		女生	
	超重	肥胖	超重	肥胖
6.0~	16.4	17.7	16.2	17.5
6.5~	16.7	18.1	16.5	18.0
7.0~	17.0	18.7	16.8	18.5
7.5~	17.4	19.2	17.2	19.0
8.0~	17.8	19.7	17.6	19.4
8.5~	18.1	20.3	18.1	19.9

（续表）

年龄（岁）	男生		女生	
	超重	肥胖	超重	肥胖
9.0～	18.5	20.8	18.5	20.4
9.5～	18.9	21.4	19.0	21.0
10.0～	19.2	21.9	19.5	21.5
10.5～	19.6	22.5	20.0	22.1
11.0～	19.9	23.0	20.5	22.7
11.5～	20.3	23.6	21.1	23.3
12.0～	20.7	24.1	21.5	23.9
12.5～	21.0	24.7	21.9	24.5
13.0～	21.4	25.2	22.2	25.0
13.5～	21.9	25.7	22.6	25.6
14.0～	22.3	26.1	22.8	25.9
14.5～	22.6	26.4	23.0	26.3
15.0～	22.9	26.6	23.2	26.6
15.5～	23.1	26.9	23.4	26.9
16.0～	23.3	27.1	23.6	27.1
16.5～	23.5	27.4	23.7	27.4
17.0～	23.7	27.6	23.8	27.6
17.5～	23.8	27.8	23.9	27.8
18.0	24.0	28.0	24.0	28.0

3. 看发育，当心性早熟

有的女孩在洗澡的时候会惊讶地发现自己的胸部鼓起了"小包包"，可能两侧的"小包包"还不一样大，有时摸一摸还会有些疼。这是怎么回事呢？遇到这种情况，先不要慌张，这可能是你家宝贝长大了的标志，当然，也可能是身体出现了一些问题。

进入 7~11 岁这个年龄段，男孩和女孩的性器官开始逐渐发育。女孩的性发育顺序是先出现胸部的变化，下身私处皮肤颜色变深，出现毛发，然后腋窝也出现毛发，最后出现初潮。男孩的性发育顺序是先出现"小鸡鸡"生长，下身私处皮肤颜色变深，出现毛发，声音低沉，最后长出小胡须。相比爸爸妈妈小时候，现在的孩子好像发育得更早，生长得更快，但千万不要忽视一种情况——性早熟。

性早熟与生理发育提前是两个不同的概念。如果女孩在 8 岁以前，胸部的"小包包"就鼓起来，或者 10 岁以前，内裤上就有红色的血迹；男孩在 9 岁以前，说话声音变粗，"小鸡鸡"变大，那提示孩子可能发育得太早、太快，属于性早熟。不过呢，性早熟也有真假之分。真性性早熟是由于大脑中管理人体生长发育的下丘脑—垂体—性腺轴，提前开始启动，分泌出促进胸部、子宫、卵巢等发育的激素，性发育的顺序与正常儿童一致。如果性发育的顺序与正常儿童不一样，比方说先出现初潮，然后胸部发育，或者先长出小胡须再长"小鸡鸡"，就叫假性性早熟。

现在的爸爸妈妈越来越关注孩子的性早熟问题了。性早熟儿童早期生长较快，但最终的身高会比正常矮，还可能会出现心理方面的问题。还有的孩子会因为社会阅历浅、自控能力差，模仿电视小说情节，出现早恋乃至早孕等问题。

导致性早熟的原因有很多，如大量接触化妆品，大量食用反季水果，吃快餐，服用过多的补品，误服避孕药，过早接触书籍、影视作品中与性有关的内容，家庭气氛不和谐等，而这些因素绝大多数是可以控制和避免的。有一些疾病，如颅内肿瘤、脑积水、卵巢肿瘤等属于病理性因素，需要医生予以甄别。所以，如果孩子出现性早熟的现象，请不要回避，带孩子到儿童专科医院就诊，及时明确诊断、查找原因。

隐秘角落的 7 个高风险问题

1. 低热

说到低热，首先要纠正很多父母的一个思维误区，即低热是体温低于正常体温。低热仍属于发热的范畴，只不过是体温稍高于正常体温。一般腋下体温达到 37.5~38℃之间，便属于低热了。特别提醒一下，"有一种发热，叫妈妈觉得你热"。接下来这里要敲黑板啦！不要通过您自己的触感来判定孩子是否发热，而是要通过精准的体温计测量，这样才能准确知道孩子是否发热，以及发热的程度。

7~11 岁的孩子处于青春前期，正是接触万千世界，丰富自己人生阅历的时候，这一时期被病原体感染的概率也随之增加。如果孩子出现了低热，不要紧张，首先要排除外界因素，如孩子处于夏季阳光照射的环境中，或者刚刚结束剧烈的运动，再或者衣物穿着过多、过厚，这些都可能导致孩子体温一过性升高。父母可以先让低热的孩子脱离这些环境，间隔半小时后，再测量一次体温，如果有条件，可以间隔 2~4 小时给孩子重复测量体温，一天至少测量 4 次。

如果孩子的体温一直在 37.5~38℃ 之间波动，那么就应当认定确实存在体温异常，即低热。急性低热大多由感染引起，一般孩子会有比较明显的表现，如咳嗽、流涕、腹泻等。但是如果低热超过 2 周，则要当心一些特殊感染（结核、支原体、衣原体感染等）及某些非感染性因素（风湿、类风湿等免疫相关性疾病，甲状腺功能亢进等代谢异常疾病，血液疾病等），这时一定要去看医生。在确认存在体温低热的过程中，需要特别留意孩子在低热前是否有过高热。举个例子，患有伤寒的孩子在感染控制之后高热消退，但会存在较长时间的低热，这叫感染后低热，此时虽然低热时间持续较长，但是孩子的精神通常很好。

那么还有哪些情况需要注意呢？有的孩子低热多出现在下午，同时有体重减轻、咳嗽、盗汗[3]、乏力、食欲减退，需要进一步甄别结核感染；有的孩子小便次数增多，因为疼痛而不敢排尿，每次尿量不多，但次数频繁，尿味异常，则提示很可能患了泌尿系感染。

此外，还应当关注孩子近期活动的场所及接触的人中有没有发生特殊传染病。同时还要注意观察孩子原来红扑扑的小脸蛋，有没有变白、蜡黄；光洁粉嫩的皮肤上有没有小红点、小水疱；柔软的颈部有没有小疙瘩、小包块；最近有没有食欲不振或饭量突然增大或情绪突然变得波动、兴奋；注意力是否很难集中，甚至容易发脾气；活动的时候有没有说过关节疼，不爱跑跳等。这些异常表现，都可能是某些特殊疾病的诊断线索。

2. 头痛

不要以为只有大人会头痛，孩子的头也会痛。年龄小的孩子头痛时不会表达，常常只能通过抱头、拍头、拉耳朵、扯头发、大声哭闹等非常规行为来引起爸爸妈妈的注意。到了学龄期，随着年纪的增长，孩子已经可以准确地描述自己头痛的感受了。

引起孩子头痛的原因有很多，按部位可分为头部器官（如中耳炎）和全身疾患（如原发性高血压）等不同问题；按性质可以分为器质性（如颅内肿瘤）和非器质性（脑血管痉挛）病变；按原因则可分为感染性（如鼻窦炎、颅内感染）和非感染性（如头外伤、颅内出血）等疾患。

孩子头疼可真可假、可轻可重。真的头疼自然需要尽快确诊、及早干预，假的头疼也许只是不想去上课或期待引起家长的关注。轻者可能只是近视镜不合适、睡眠欠佳引起，重者也有可能是严重的颅内疾患所致，有生命危险。当孩子出现头痛时，家长既不要惊慌失措，也不能不闻不问，一定要冷静观察、认真询问，带孩子到正规医疗机构寻找原因。

在孩子成长的过程中，因磕磕碰碰而导致的头部外伤几乎是无法避免的。遇到这种情况，可以先观察孩子有没有呕吐、爱睡觉、四肢不能活动的问题，还可以用温暖的手摸一摸孩子的头部，看看是否躲闪、拒绝，并感受一下孩子头皮是否肿胀，有没有隆起的鼓包或者局部凹陷。情况严重或无法判断时，要尽早就医。在接下来的两天内，还可以在孩子睡眠时适当唤醒，看看孩子能否清醒地对话，并注意孩子走路的姿势，观察其精神状况。如果孩子的头痛越来越明显，出现3次以上呕吐、精神不好、走路不稳、鼻子或耳朵里流出血水样的液体等，即便之前检查完全正常，也要带孩子复诊。

感染性疾病引起的头痛是最常见的病因。孩子发热、头痛、呕吐、精神不好，甚至胡言乱语，要注意颅内感染；如果是头痛、耳朵痛、耳边有"嗡嗡"声，则可能有中耳炎；倘若牙痛得不能吃饭、脸部肿胀，可能有蛀牙、根尖周炎，牵扯头部引起疼痛；此外，如果出现头痛、鼻塞，经常流黄鼻涕，晚上睡觉张口呼吸，要警惕鼻窦炎。

偏头痛在学龄期的孩子中并不少见，表现为双侧或一侧头痛，有的孩子会自诉太阳穴等处有"一跳一跳"的感觉，多会持续两三天。部分孩子还伴有恶心、呕吐、腹痛、不愿意见光等表现。孩子头痛前，常会有感冒、剧烈运动、熬夜、学习压力过大、食用了某些食物（如冷食）等诱因，所以爸爸妈妈在日常生活中要善于发现并尽力避免相关诱因。

大多数孩子的头痛都不用过度担心，随着原发病的好转，头痛也会随之逐渐消失。孩子头痛时，可以通过和孩子聊天、讲故事来分散其注意力，配合轻揉太阳穴来安慰。但如果孩子经常自诉头痛，每个月甚至每天都会发生，或者头痛持续存在，长久不能消失，或者因为头痛而影响到了休息、学习、游戏等请务必第一时间看医生。

3. 过敏

家有勤快的小宝，喜欢帮忙干家务，但是应该注意孩子在打扫房间、整理被褥时，会不会"阿嚏，阿嚏"喷嚏打个不停。换季时，旧衣服穿在身上，身上是否会长出小红点而感到瘙痒。导致这些现象的罪魁祸首，很有可能就是螨虫。

螨虫是个大家族，有50000多个兄弟姐妹——"尘螨"哥哥、"蠕形螨"弟弟、"羌螨"姐姐、"革螨"妹妹等它们充斥于人类生活环境中的各个角落，只是因为它们确实太小了，所以人类用肉眼根本发现不了。

引起打喷嚏、流鼻涕最常见的螨虫是尘螨。它最喜欢待在湿度大于55%、温度20~25℃的环境之中，以人类身体的皮屑、指甲、毛发以及面粉、谷物、花粉等作为食物来源。因此，床垫、空调滤网、枕头、被褥、毛毯、毛绒玩具、面粉袋都是常见的尘螨繁殖场所。尘螨多是通过人的一呼一吸顺势进入我们的呼吸道。呼吸道的开口是鼻，经过咽喉，到达气管。尘螨在途经这些部位时就会引起人们相应的症状，如鼻痒、流清涕、打喷嚏、嗓子痒、咳嗽、喘息等。

此外，还有一些尘螨过敏的少见症状，如"煎饼综合征"。所谓"煎饼综合征"指的是，面粉保存时间过长，孩子食用了用含有大量尘螨的面粉烤制的馅饼、蛋糕、比萨后出现呕吐、腹痛、皮肤上生出红疹等症状，严重者还会造成胸闷、喘不上气，需要立刻就医。

尘螨还有一个"近亲"叫毛囊蠕形螨，它喜欢待在孩子毛囊孔中，叮咬皮肤，于是孩子的身上会出现小红点，感到瘙痒，有时还会出现脓疱、结痂。如果它待在眼睫毛周围，孩子眼睛会发红，总有火辣辣的感觉，经常揉眼。

孩子处在遍布螨虫的环境中，有可能出现各种各样的过敏症状，那么人类该如何与这些螨虫"和平共处"呢？首先应该了解，螨虫数量的多少与孩子表现出来的症状轻重相关。尽量避免或减少与尘螨的接触对于减轻过敏疾患有很大的帮助。定期打扫室内卫生，保持室内空气流通，使用除螨剂及高效空气滤过器，勤晒、勤洗孩子的衣物、枕套和被套，缩短面粉的储藏时间等，都能在一定程度上减少螨虫的数量。对于螨虫严重过敏的孩子，建议在医生的指导下使用针对螨虫的脱敏剂，以便缓解孩子的过敏症状。

4. 咳嗽

每当寒流来袭，很多孩子的咳嗽似乎也"如期而至"。尤其是进入学龄期的孩子，更是防不胜防。孩子咳嗽该怎么办呢？

咳嗽是人体自我保护的一种防御机制，可以帮助清除呼吸道中的黏液、异物以及一些刺激因子，从而防止它们进入肺内。所以，当出现冷空气刺激的时候，孩子可能就会出现咳嗽。如果仅仅是短暂的几声咳嗽，可以先冷静地观察。但如果咳嗽比较剧烈，甚至影响到孩子的睡眠及活动，就不能掉以轻心了。

如果孩子连续咳嗽，呼气感觉费劲，同时嗓子里可以听到"呲呲"声时，要注意哮喘的可能。患有鼻炎的孩子，因为鼻涕倒流，刺激咽后壁，也会诱发咳嗽，这类咳嗽多半有明确的时间特征，常见于晨起或睡前。上呼吸道感染之后，病原体可能向下扩散至支气管、肺部，引起支气管炎、肺炎，这也是导致咳嗽的常见原因之一。

谈到肺炎，学龄期的孩子因为接触的环境比之前复杂，上课时多人聚集，且空间相对封闭，再加上该年龄段孩子自身免疫力弱，常会受到一种比较常见的病原体——肺炎支原体的侵害。肺炎支原体造成的肺炎初期表现比较轻微，有的孩子可能只是咳嗽，晨起和夜间会加重，但是没有发热、喘息等，粗心的爸爸妈妈可能会误以为孩子只是简单的感冒，多喝点水就没事了。结果呢，孩子的病情逐渐加重，出现高热、剧烈咳嗽，直到拍胸片看到一大片肺部炎症才知道延误了治疗。因此，建议爸爸妈妈若发现孩子的咳嗽多日不见好转，还是应当及时就诊。

当孩子出现咳嗽时，主要关注是否有发热、咽痛、流涕、喘息、呼吸加快、憋气、精神萎靡等。同时还要注意孩子咳嗽出现的时间特点：晨起、夜间、活动后，还是与接触刺激物有关。此外，孩子的咳嗽是否和体位有关，是坐起明显还是躺下明显；咳嗽的时候痰多还是痰少；咳出的痰是什么颜色。这些都可能是某些疾病的诊断线索。

温馨提示：学龄期的孩子还会出现心因性咳嗽，它的特点是，孩子在咳嗽时的表现会略显夸张，挤眉弄眼，而在注意力集中或者睡眠时咳嗽不会发作，发生这种情况的孩子大多会有焦虑的情绪，希望引起爸爸妈妈的注意。由此可见，咳嗽虽然是一种症状，但其背后却有着各种隐忧，一定要引起重视，防患于未然。

5. 胸痛

学龄期的孩子，正是活力四射的时候，但是有的孩子在运动之后，就会胸痛。胸痛？这可不得了！爸爸妈妈立即紧张起来，围着孩子嘘寒问暖，焦虑得自己茶饭不思。

孩子剧烈活动时，容易出现胸部肌肉损伤，这是肌腱过度牵拉所致；而激烈碰撞后甚至会出现骨裂、骨折，这是与运动相关的胸痛。当孩子说胸痛的时候，一定要仔细询问近期有没有提拉重物、过度活动或者受伤。有这样一个现象，因为大部分人都是右利手（即右撇子），因而右侧的肌肉相对发达，所以左侧肌肉更容易出现肌肉损伤，因此左侧胸痛的状况时有发生。

孩子剧烈咳嗽的时候，常常会感到胸痛，这是因为咳嗽会牵动胸部肌肉及骨骼，从而造成胸痛。如果孩子除了咳嗽、胸痛，同时还出现呼吸急促、胸闷憋气、呼吸困难，就要警惕气胸、胸膜炎。这个时候，要带着孩子赶紧就医。如果孩子描述胸痛的时候有针扎一样的感觉，尤其是在深呼吸后加重，休息后往往能慢慢恢复，则要小心肋软骨炎。

在成人的日常生活中，与胸痛有关的最常见因素是心脏问题。那么儿童会不会也出现心脏方面的问题呢？答案肯定是"会"！儿童的心脏，同样必须予以高度重视。心脏结构的异常、心脏节律的紊乱，以及心肌炎都会导致胸痛。但是，这些疾患一般不会以胸痛为单一表现，这里就以心肌炎为例说明。心肌炎，顾名思义，就是心肌的局限性或弥漫性的炎性病变，可以简单分为暴发性、急性、慢性心肌炎，临床表现由轻到重，从无症状至出现严重心律失常、急性心功能不全、心源性休克甚至死亡。其中，暴发性心肌炎极其凶险。凡是近期1~3周有过发热或正在发热的孩子，一旦口述胸痛、胸闷、憋气，表现为呕吐、腹痛、倦怠甚至昏迷，不要耽搁，火速就医，时间就是生命。

除了上述提及的与胸痛有关的疾病，还有一种情况容易被忽视，那就是肠胃问题。是的，肠胃问题也可引起胸痛，不过疼痛部位大都位于胸部下方靠近上腹部，在饭前或者饭后容易出现，孩子还会伴有反酸、打嗝等症状。

此外，进入学龄期，随着学习压力的增大，以及心理情绪的波动，孩子还有可能出现心因性胸痛。因此，当遇到孩子胸痛时，要注意孩子疼痛发作的时间、疼痛的剧烈程度，有没有其他的伴随症状，是不是长期处于紧张和压抑的环境，只有找到症结所在，才能对症施治。

6. 腹痛

腹痛也是这个时期孩子最常遇到的问题。与之相关的最常见疾病便是消化系统炎症，如暴饮暴食、饮食不洁，经常会诱发急性胃肠炎。此时，孩子大多不只有腹痛，还伴有其他症状，如高热、恶心、呕吐、腹泻等。急性胃肠炎经过最多1~2周治疗，腹痛就会完全消失。

如果孩子经常捂着肚脐周围抱怨腹痛，同时出现厌食、干呕、恶心等，别忘了患有慢性胃炎及胃溃疡的可能性。咦？小孩子也会得"大人病"吗？是的，大部分慢性胃炎都是由幽门螺杆菌感染引起，如果家中有人患有慢性胃炎，并且没有与孩子实行分餐制，孩子就很有可能被感染幽门螺杆菌，从而发展为慢性胃炎，而且这种情况现在越来越普遍。因此，如果孩子的腹痛症状持续半年以上，就要提高警惕了。

还有一种腹痛在学龄期中儿童比较多见。这类孩子平素身体非常健康，但是不知从何时开始出现了间断而反复的腹痛，每次腹痛的位置并不确定，程度可轻可重，轻者能够自行缓解，重者可能无法上学。带孩子到医院检查，好像也没有发现异常。除了腹痛，孩子的营养状况和生长发育并未受到影响。而这很可能就是功能性腹痛。功能性腹痛的病因目前尚不确定，但关注孩子内心真正的想法以及建立良好的情感交流方式，对于缓解这种腹痛还是有一定帮助的。

除此之外，阑尾炎、肝炎、胆囊炎、肠胀气、肠套叠、便秘等都会引起腹痛。那么遇到孩子腹痛，应该如何判别呢？首先应注意观察孩子的表情，再轻摸孩子的腹部，如果孩子表情放松，肚子摸起来软软的，揉一揉孩子还觉得很舒服，那基本上就不会有太大的问题。但如果孩子面色不好、出大汗、不爱说话、肚子一碰就痛、拒绝触摸，那这时就不要再继续观察等待，需要赶紧就医。

7. 皮疹

在每个孩子的成长过程中，皮肤上都可能出现小疙瘩，对于爸爸妈妈来说并不陌生，这些小疙瘩就是皮疹。但是皮疹之间又不尽相同，有的是一个个小鼓包，像小山丘，叫丘疹；有的是一团团、边界不规则、鲜红色、高于皮肤表面、自觉痒痒的，叫风团样皮疹；还有的是一片片的深红色，但摸着跟皮肤平面一样，没有隆起，这就是斑疹；有的是一个个跟小水疱似的，凸起于皮肤表面，那是"疱疹"；还有的看上去像在皮肤下面出血似的圆斑，被称为紫癜。

7~11 岁的孩子中最多见的就是风团样皮疹，它还有另一个名字——荨麻疹。一般过敏因素是它出现的常见诱因，如花粉、柳絮、毛屑、水果的绒毛，有的则是海鱼、虾蟹、牛羊肉等。因此，草长莺飞、拂堤杨柳的早春时节，也是荨麻疹的高发时段。而一旦患上荨麻疹，在一定时间之内要注意饮食忌口。

感染也是导致皮疹的另外一个重要因素，有很多具有一定传染性的疾病都存在出皮疹的问题，如家长们常听说的猩红热。它是由溶血性链球菌感染引起的急性传染病，多在孩子发热 1 天后全身出现一个个针尖大小的小丘疹，手触及皮疹处，像是摸着小细砂粒的感觉，全身皮肤呈鲜红色，稍有痒感，嘴周围的皮肤明显发白。水疱样皮疹则最常见于水痘。孩子感染了水痘以后，皮肤的表面还会出现丘疹、斑疹以及结痂。

　　近年来，变应性紫癜患者也在逐渐增多。爸爸妈妈偶然间会发现孩子的屁股和腿部出现一个个针尖大小或绿豆大小的埋在皮肤下的出血斑。有时可能会不以为意，孩子嘛，难免磕磕碰碰，一点点淤斑或者淤青很正常哦。但请注意，您需要再细心些，看看这些淤斑是不是均匀分布在两腿上，是不是反复分批出现。如果是这样，可就不是磕磕碰碰所能解释的问题啦！变应性紫癜，不仅会累及皮肤，有的孩子还会出现关节肿痛和活动受限，会有呕吐、腹痛甚至血便，更有甚者会损伤肾脏，需要及时去看医生。

　　作为即将进入青春期的孩子，由于激素水平的改变，需要特别注意名为系统性红斑狼疮的疾病。它最典型的表现，便是面部的皮疹。该病的皮疹分布在孩子的双侧脸颊和鼻梁上，远远看去像是一只展翅的蝴蝶，因此也叫蝶形红斑。此外，罹患此病的孩子还会有发热、乏力、头痛、咳嗽、腹痛，以及关节痛等表现。系统性红斑狼疮会损害孩子的多个器官，早期诊断、积极治疗是改善预后的关键。因此，别看皮疹只是个小疙瘩，但却可能预示大问题。

（撰稿　晋兴楠　陈春雷／审校　晋兴楠　刘薇）

注：

1 生长曲线：把儿童身高、体重等生长指标用曲线的方式表示出来。

2 第 3 百分位：统计学术语。以身高为例，身高分布的第 3 百分位表示有 3% 的人的身高小于此测量值，97% 的人身高大于此测量值。

3 盗汗：人在虚弱或熟睡后身体排出大量汗液的现象。

第二节　外科篇

不知不觉中，您的孩子已经迈进 7 岁的门槛，成为一个小小少年。他用稚嫩的肩头背起书包，敏捷的双腿走进学校，智慧的头脑去学习知识，愉悦的心情去结识新朋友，灵动的双眼去探索广阔世界。这个阶段是孩子身心成长的关键时期，每一位爸爸妈妈都应关注孩子的身心发育，帮助他们健康成长。

健康体检"两连看"

1. 看排尿

学龄期的男孩常常会出现尿频，在课堂上坐立不安，频繁上厕所，既影响听课效率，也会打断老师的讲课节奏，甚至还可能因为尿湿裤子被同学嘲笑。男孩尿频常与包茎继发轻度感染有关，炎症刺激尿道口会引起尿意，于是便产生了排尿的冲动。

爸爸妈妈可不要因为孩子尿频就予以责备，避免孩子精神紧张而加重症状和心理负担。最好能安抚孩子的情绪，帮助孩子做好个人卫生，及时带其到医院检查。一旦确诊，可选择适当的时间进行手术治疗，让孩子轻轻松松地回到课堂。

2. 看排便

学龄期的孩子，无论男女，都可能出现排便次数减少或排便困难，且随着年龄增长，学习负担加重，便秘会逐渐加重。便秘还可能造成肛裂，孩子排便时疼痛剧烈，因恐惧排便导致自主排便减少，甚至污粪。于是，排便困难和排便疼痛循环往复。饮食是便秘的首要影响因素。某些行为或精神因素也是引起便秘的重要原因，如有的孩子习惯在家中排便或排便不定时，上学后不适应陌生环境和定时排便而减少排便次数，或者由于注意力分散而不能排净。

因此，应注意孩子的饮食调整，增加水分摄入，降低食物中奶酪、米饭、面包以及干果的摄入，补充果汁及粗纤维以增加残渣量，增加活动量，促进肠道蠕动。爸爸妈妈应该在医生的指导下，给孩子使用儿童便秘轻泻剂（乳果糖）等促进粪便排泄。必要时，在给予开塞露辅助排便的同时，让孩子排便后温水坐浴以改善肛周局部血液循环。某些便秘严重的孩子需要到医院灌肠以缓解便秘。极少数孩子便秘不能通过生活调理缓解，应到医院排除是否罹患肠道功能疾患、盆腔肿物或脊髓栓系综合征，不可延误治疗。

隐秘角落的 7 个高风险问题

1. 外伤

进入学龄期的孩子，户外活动时间多起来，由于他们身心发育仍未成熟，对事情的后果预估不足，同学之间的嬉笑打闹或自己尝试着户外探险，都会增加外伤的风险，如头、腹、阴囊外伤，肢体的扭伤、骨折以及关节脱位等。

爸爸妈妈应当在闲暇时多陪伴孩子，增加户外运动，提高孩子的运动协调能力和对运动风险的预判能力，这样就可以帮助孩子更好地降低运动风险，减少在运动中受伤的概率，快乐健康成长。

2. 肿物

目前，实性肿物，尤其是实体恶性肿物的发病率逐年上升，再加上其无痛性隐秘生长的特点，已经成为儿童期居于外伤之后的第二大风险。该如何早期发现这些可恶的隐秘杀手呢？这里告诉您一个简单的洗澡自查法。在洗澡时，有 5 个部位——颈部、锁骨上、腹股沟、尾骨尖和肛门周围需要特别关注。

当家长给孩子洗澡时，要按照"三条线"或"8 字口诀"来擦拭清洗，顺便摸查全身。"三条线"指的是头颈上肢、前身下肢、后身会阴；"8字口诀"指的是头颈肩臂腹腿背阴。简单地说，就是爸爸或妈妈（男孩子由爸爸负责，女孩子由妈妈负责，效果会更好，比较独立的孩子自己洗澡时可以由家长帮忙）将手指并拢，为孩子一边涂沐浴液，一边在皮肤表面擦拭。从头皮、颈部、躯干到会阴、四肢、脚趾，洗澡顺序不乱不漏，养成固定习惯，既洗得干干净净，又不会遗漏某处。

3. 颈部包块

淋巴结肿大一般表现为枕部、耳后、颌下及颈部的无痛性肿物，质地软，可以活动，皮肤颜色正常，随呼吸道感染好转而逐渐减小。少数孩子会出现局部皮肤发红、肿胀、触痛和皮肤温度增高，就要考虑是否进展为淋巴结炎，需要到医院就诊，采用中西医结合治疗。

少数颈部肿块虽然也是无痛性的，但增长速度很快，质地硬，而且与皮肤粘连，若孩子还有消瘦、盗汗、低热等表现，可能患有淋巴瘤。肿块的常见部位为颈部、腋窝和腹股沟，常常伴有低热等全身反应。颈前肿块可能是甲状腺肿物，属于内分泌肿瘤，随着年龄增长，发病率呈增高趋势，女孩发病率较高。缓慢生长的颈前区无痛性包块，常常被父母无意中发现或医生在体检时发现，可经颈部超声和颈部磁共振（MRI）检查明确诊断。注意：除非已经明确为甲状腺恶性肿瘤，否则不要行颈部 CT 检查，切记!

4. 颈部不适

有些孩子会诉说颈部不舒服或颈部活动时发出"咔咔"的声音。父母不要把孩子的诉说简单归结为"睡觉落枕"，而是要耐心询问孩子在颈部活动时是否伴随疼痛、某个方向活动是否受限。

若出现上述情况，简单的颈椎三维 CT 检查就可以知道孩子是否存在椎体间隙变窄或颈椎半脱位，确诊后需及时对症治疗。平时要帮助孩子养成良好的书写习惯，安排好写作业的时间，还要减少玩手机、打游戏的时间。

5. 卵巢囊肿及扭转

对于青春前期的女孩来说，内分泌功能不成熟、不稳定，容易导致卵巢囊肿。对于不伴腹痛和生理期异常的卵巢囊肿，建议妈妈带着孩子坚持进行 3~6 月的随访观察。

如果出现急性腹部剧痛或钝痛，不伴恶心、呕吐，无发热，可能是卵巢扭转，超声检查即可确诊，早期微创手术就可以帮孩子抵御风险，避免内分泌和生育功能受到不可逆的损伤。

6. 睾丸附件扭转

当男孩因各种意外不慎伤到阴囊，自述该部位轻微疼痛，父母千万不要因为孩子的阴囊没有红肿而放松警惕。数小时后，孩子的阴囊可能就会出现红肿，疼痛感越来越强烈，甚至连走路都会受到影响，那很可能因为发生了睾丸附件扭转。

睾丸附件扭转是埋藏在阴囊内的"定时炸弹"，是学龄期男孩最常见的阴囊急症，严重的时候可以导致睾丸扭转、坏死。大约 90% 的男孩出生后会有附件残留，但只有10% 的男孩发病。经 B 超检查确诊，20 分钟的小手术就可以拆除这枚炸弹，只要 2~3 周就能自由活动。

7. 精索静脉曲张

精索静脉曲张一般发现得较晚（容易被忽视），大男孩往往由于害羞、难为情而不愿意向家人诉说，以至于肿物长得很大，出现坠胀感才被发现。它表现为阴囊内无痛性的蚯蚓样团块，屏息后明显，而且该侧阴囊的温度也比对侧要高一些，这些都是精索静脉曲张的特点。

精索静脉曲张是青春期前及青春期男孩最常见的阴囊疾病，93% 都在左侧。余下的 7% 为双侧发病。右侧极为罕见，如果出现就要立即到医院检查是否有腹盆腔肿瘤。精索静脉曲张对男孩的主要影响就在于生育功能损伤，目前采用微创手术治疗。

（撰稿　罗喜荣 / 审校　张保刚）

第三节　心理科篇

时光飞逝，转眼间孩子长大了，生活环境、身份角色也随之发生了巨大的变化，孩子从一个处处依赖妈妈的宝宝成长为一个要独立完成学习任务、承担一定社会义务的小学生，而这些变化又反作用于孩子的心理，使其发展并产生质的飞越。

健康体检"四连看"

1.看认知发展

这个阶段的孩子求知欲强，是获取知识的重要时期。首先，孩子的阅读能力得到很好的发展，在掌握一定词汇量的基础上，逐步学会运用综合分析能力来理解课文，阅读速度也有了提高。同时，在写作上经过口述准备阶段、过渡阶段（看图说话、模仿范文）逐步进入独立写作阶段。此外，孩子的记忆力迅速提高，记忆的特征也由机械记忆向理解记忆发展，由无意识识记向有意识识记发展。

更重要的是，孩子的思维特征也由具体形象思维[1]向抽象逻辑思维过渡。还有就是注意力持续时间增加，对任务核心的注意力显著提高，这为他们进行正常的学习提供了保证。但也有一些孩子在注意力保持方面存在很大困难，严重影响了学习和社会功能。如果孩子出现持续性的注意力不集中，请给予足够的重视。

2. 看社会性发展

小学阶段的孩子喜欢群体生活，常常几个人一起活动。孩子已对男女性别和行为有了明确的认识，男女同学的学习兴趣和游戏也有了明显的分别。男孩子喜欢几个人一起从事冒险、猎奇、球类运动等室外活动，女孩子则愿意几个人一起进行读书、下棋等有趣味性的室内文静活动。

3. 看情感、情绪发展

学龄期的孩子情感发展迅速，与学习、同伴、老师相关的社会性情感逐渐占主导地位。小学低年级的孩子在表现上仍比较外露，易激动，不够沉稳，也不易保持。会出现与学习兴趣、学习成绩相关的理智感，与集体生活相关的友谊感、荣誉感、责任感。随着对情绪的控制能力逐渐增强，高年级的孩子已经逐渐意识到自己的情感表现及表现后可能带来的后果，情感逐渐趋于内化。

4. 看个性发展

7~11 岁孩子的个性特征越来越稳定，个性倾向也越来越鲜明。学业成败、社交能力、老师和同伴的态度等对孩子的发展也有着极为重要的影响。孩子对自我有一定的评价，但仍缺乏独立评价自己的能力，评价主要来自老师、同伴或妈妈。孩子已经能对其他孩子的行为做出评价，但往往是基于具体行为的评价，到了小学高年级以后才逐渐能从个性品质上来分析和评价他人行为。兴趣广泛，喜欢竞赛性游戏、喜欢模仿也是他们的特点。孩子的自控能力有显著的提高，逐渐变得能延迟满足，具有较高的抗挫折能力。

隐秘角落的 4 个高风险问题

1. 多动症（注意缺陷多动障碍）

注意缺陷多动障碍，也就是多动症，它是儿童时期最常见的神经发育性障碍之一，主要表现为与年龄不相称的注意力易分散，注意广度[2]缩小，不分场合的过度活动、情绪冲动，其智力正常或接近正常。多动症患病率高，目前国内外学龄儿童的患病率为 3%~6%；危害严重，极大影响孩子的学业和社会功能；呈慢性、终身性特点，70%

患儿的症状会持续到青春期，30%~50%会持续终身；共病率高，常见的共患病如对立违抗障碍、抑郁障碍、焦虑障碍、抽动障碍、学习困难、品行障碍等。说了这么多，多动症孩子的家长可别灰心，因为多动症具有很好的可治疗性！

如果孩子上课时小动作不断，坐不住，凡能碰到的东西总要碰一下；喜欢招惹别人，易与同学发生争吵或打架；经常插嘴打断别人的讲话和干扰大人的活动；注意很容易受环境的影响而分散，注意力集中时间短，上课难以专心听课，老师布置的作业常听不清；做作业时边写边玩，用时过长；做事拖拉，心不在焉，容易出现丢三落四等表现时，要及早咨询医生，孩子很有可能患了注意缺陷多动障碍。经专业医生确诊，设计个体化、规范化的治疗方案，多动症孩子一样可以有很好的未来，未来同样可期。

2. 抽动症（抽动障碍）

有的父母发现自家孩子有反复、不自主的眨眼、挤眼、皱鼻子、咧嘴、扭脖子、点头、摇头或者吸鼻子、喉咙出声、清嗓等，这些表现具有不自主、反复性和快速性的特点；形式也不固定，可以从一种形式转变为另一种形式，或者出现新的形式；时好时坏，可暂时或长时间自然缓解，也可因某些原因而加重；在运动功能正常的情况下发生，是非持久性存在，孩子可短暂自我控制。

如果孩子出现以上表现，有可能患了抽动障碍，即所谓的抽动症。抽动障碍具有病程长、病情易反复、患病率及共病率高、难治愈等特点，对孩子身心健康影响较大。目前主要以心理和药物治疗为主：轻度主要采取心理疏导、密切观察；中重度则需要采取药物和心理行为治疗并重的治疗方案。

3. 睡惊症（夜惊症）

夜惊症又名睡惊症，是一种发育期良性睡眠障碍，多发生在上半夜或孩子刚入睡 0.5~2 小时，孩子睡眠中突然惊叫、哭喊，伴有惊恐的表情和动作，同时有呼吸、心跳加快和出汗等，很难被唤醒，妈妈的安慰没有效果，持续 3~5 分钟可再次入睡，第二天醒来对昨晚发作期间的事情记忆很少。与之相近的还有梦魇，民间称其为"鬼压床"。

夜惊症大多与遗传、发育、器质性、心理以及内分泌因素有关，确诊后主要采取心理支持（查找是否存在心理诱因）、唤醒疗法（发作前 10~15 分钟唤醒孩子并保持清醒 15 分钟），严重者还要进行短期药物治疗。

4. 梦游症（睡行症）

梦游常常发生在入睡后 90~120 分钟的时间段，发作时孩子突然起床或者迷迷糊糊地坐起来，做一些刻板、无目的的动作（如弄被子、穿衣服、无目的地走来走去），也可以是一些复杂的动作（如倒水、开抽屉拿东西、口中念念有词等）。孩子在发作过程中睁眼或闭眼，目光和表情呆板，对环境只有简单的反应（在熟悉的环境里可避免撞墙或桌椅，有时也会被绊倒或从窗口、楼梯摔下）。孩子对他人的干涉和关照缺乏应有的反应，即使回答问题也是答非所问，很难被唤醒，可能对试图唤醒自己的人予以反抗、攻击或表现出受到惊吓的样子。这个过程一般持续数分钟，个别可长达半小时以上，能自行停止，自动上床睡觉（或随地入睡），第二天醒来对发作过程没有记忆。确诊后，对于发作次数不多者，一般无须治疗，但要注意孩子的安全，在发作时防止发生事故；对于正在睡行的患儿，应该将其牵回床上或唤醒；如果发作频繁，可短期应用药物治疗。

（撰稿 / 审校　于情）

注：

1 具体形象思维：运用事物的具体形象、表象以及对表象的联想所进行的思维。这里的表象是外部事物的形象在头脑里的保留。

2 注意广度：同一时间内一个人能够清楚地觉察或认识客体的数量，也叫注意范围。

第四节　眼科篇

这个年龄段的孩子正处于上小学阶段，近距离的用眼时间会比学龄前明显增加，同时户外活动的时间有所减少。父母在关注孩子学习的同时，需要帮助孩子养成良好的习惯，从而更加有效地保护孩子的"心灵之窗"。

小学生眼睛的问题多与用眼习惯、饮食习惯、生活习惯有关，而这双明亮的眼睛可是要陪伴孩子一生的，因此这个年龄段，需要格外关注孩子的眼睛，尤其是视力的变化。

健康体检"五连看"

1. 看眼睑开合

孩子以前睁眼没有任何问题，但近期却逐渐出现上眼皮肿胀，同时伴有上抬困难，上眼皮边缘逐渐呈现出一种横"S"形，失去了原有的弧度，这种情况需要由眼科医生进行专业评估。如果孩子的皮肤同时还存在咖啡样斑块，或者出现听力问题等，或者家庭其他成员也有上述症状，可能患有神经纤维瘤。除了带孩子去眼科就诊，还需要多科室（耳鼻喉科、皮肤科、神经内科等）一起评估，协助诊断。

2. 看眼周皮肤

如果孩子的眼皮周围或面部出现一些带有光泽的小疙瘩，在小疙瘩的顶端可能会有小凹陷，孩子抓挠的时候甚至可以挤出乳白色的小颗粒，这时应叮嘱孩子不要抓挠，并及时带孩子去医院就诊，因为这可能是传染性软疣在作怪。这种软疣传染性极强，传播特别迅速，如果被忽视，可能很快就会从几个变成十几个、几十个，此时再去诊治，会给孩子增加很多不必要的痛苦。

3. 看"黑眼球"的活动

有的孩子突然表现为眼球不能朝某一个方向转动，或者两个眼球不能同步转动，存在角度的差别，这种现象有可能是颅脑神经麻痹引起的。与此同时，孩子可能还伴有上眼皮不能向上抬起、复视、头疼、头晕等症状。需要及时带孩子去医院眼科进一步诊治，并同时请神经内科医生一起进行评估。孩子近期感冒或受过外伤，都可能引起颅脑神经麻痹，但是有时一些颅内病变也是引起颅脑神经麻痹的原因。所以，去医院查明原因真的是非常必要，以免耽误治疗。

4.看"白眼球"的颜色

如果发现孩子最近频繁地揉眼，白眼球的颜色发红，早晨起床后眼睛有黏黏的分泌物，孩子自己有时也会描述眼睛不舒服，痒、干涩，那么很有可能患了变应性结膜炎。频繁地揉眼以及变应原的刺激可能会损伤到"黑眼球"，甚至会影响视力，需要在专业医生的指导下滴用滴眼液以缓解不适。因为过敏，很多孩子同时还伴有鼻子、喉咙、皮肤不适，建议一起治疗。这可能是一场"持久战"，坚持按时定量用药是必须的，可不能一见好转就不再按医嘱用药，甚至擅自停药，这样有可能会延长病程，甚至加重症状。

5.看视力的发育

学龄期孩子的课业日益增多，近距离用眼的时间也势必增加。一旦发现孩子喜欢眯着眼睛看东西，或者看东西时离得很近，或者自述上课时看不清黑板或者投影仪，这些都提示孩子的视力出了问题，需要进一步做详细检查。有的孩子在学龄前就因为某种原因戴上了眼镜，别忘了定期带孩子到医院复诊。尤其是被诊断为弱视，或曾经被诊断为弱视但通过治疗视力已经正常的孩子，更要遵从医嘱，否则之前取得的治疗成果很可能会前功尽弃。

隐秘角落的 3 个高风险问题

1. 视网膜色素变性

有的孩子在黑屋子里看不见东西，或者家长发现孩子夜间行动异常，那可能出现了视网膜色素变性。这种疾病早期症状不明显，一般是从影响周边视野（即眼的余光看到的周边范围）开始，周边视野逐渐变小，但对中心视力损害很小，有时甚至到晚期都有可能保留较好的中心视力，所以更容易被忽视。为孩子进行常规定期的眼科检查实在很有必要，如果只做简单的视力检查，是无法发现这类潜在的眼底病变的。

2. 横纹肌肉瘤

横纹肌肉瘤会很快造成眼睛红肿，但早期却往往感觉不到疼痛，所以不要以孩子眼睛疼不疼来判断疾病的轻重程度。鉴于横纹肌肉瘤恶性程度极高，短短数天就可以有很明显的进展，表现为明显的眼皮水肿、白眼球水肿，甚至突出于眼皮之外，故而只要发现孩子的眼睛出现了不明原因的肿胀，甚至整个眼球都往外突出，可得赶紧就医，尽早阻止病情进一步恶化！对这种恶性程度极高的横纹肌肉瘤，早发现、早确诊、早治疗显得尤为重要。

3. 遗传性视神经萎缩

遗传性视神经萎缩是常染色体显性遗传性疾病，但家族成员中患病者视力受损程度不一，有轻有重。这种疾病一般不会造成急性的视力丧失，于是有时很难被发现。许多孩子是在常规的视力筛查时，因视力水平低于同龄孩子的正常视力水平被意外发现。患有此病的孩子可能还存在眼球震颤、色觉障碍等问题。此病确诊后可以给予孩子神经营养药物治疗，但疗效往往并不明显。遗传性视神经萎缩除了对眼睛本身的治疗之外，早期心理疏导对孩子的成长也极其关键。

（撰稿 / 审校　郭珍）

第五节 耳鼻喉科篇

结束了幼儿园的快乐时期，孩子背着书包迈进了新学校、步入了新生活。尤其是从戴上红领巾的那一刻起，爸爸妈妈明显感受到孩子的成长，甚至是成熟。孩子已经能够清晰地描述一件完整的事情，如最近感觉头痛，能够详细说出头痛的部位、时间及其他伴随的不舒服。

健康体检"四连看"

1. 看面部表情

如果最近孩子的表情怪怪的，感觉和以前不一样了，那一定要认真观察面部是否对称，当心特发性面神经麻痹[1]的发生，也就是我们平常说的面瘫或"歪嘴巴"。需要警惕的是，面瘫可能是在毫无征兆的情况下发生的！

简单的判断方法如下：让孩子"抬头—闭眼—呲牙/

微笑—鼓腮—伸舌"，密切关注其表情是否对称。面瘫时的表现为：抬头时一侧额纹减轻；闭眼时一侧眼睛闭不紧；呲牙或微笑时两侧鼻唇沟不对称；鼓腮时一边漏气；伸舌头时舌头偏向一边。

一些明确的原因，如腮腺疾病、外伤引起的颞骨骨折、耳部手术，以及耳部的带状疱疹、化脓性中耳炎或胆脂瘤等耳部疾病会导致面瘫。但很多孩子的面瘫是找不到具体原因的，可能与病毒感染、血管痉挛、情绪紧张及遗传因素有关，这在临床上被称为"贝尔麻痹"。

2. 看耳鼻喉的症状

关于头痛问题在这个年龄段的内科篇也有提及，这里说的则是特指与耳鼻喉疾病有关的头痛问题。那为什么头痛与耳鼻喉疾病的关系如此密切呢？一方面，鼻腔、鼻窦、口咽与头颅的位置很近，很容易引起牵拉性头痛；另一方面，这些区域也是三叉神经分布的区域，所以可以引起神经的反射性头痛。

除了头痛之外，耳鼻喉疾病引起的头部疼痛一定不会单独存在，爸爸妈妈还需要努力寻找其他附加症状。有道是"痛则不通"，无论是鼻-鼻窦炎还是鼻中隔偏曲引起的头痛都会有鼻腔堵塞症状。中耳炎除了针刺样的头痛外，还会出现耳部的压痛、耳流脓等。急性扁桃体炎还会引发咽部不适、烧灼感、吞咽疼痛等。

3. 看鼻腔

低等哺乳动物的嗅觉远比人类灵敏。在生活中，当嗅觉减退时往往不如听觉和视觉减退那么容易被察觉，只有当孩子说"闻不到气味"时才会引起重视。

由于嗅觉主要由位于鼻腔内的嗅区感受，所以多数嗅觉减退与鼻腔疾病有关系。由于鼻腔的结构畸形，如鼻中隔偏曲、后鼻孔狭窄或闭锁等，使得呼吸的气流改变了方向，不能到达嗅区，可能会导致嗅觉障碍。其他引起鼻腔堵塞的疾病，如鼻炎、鼻息肉、鼻腔异物、腺样体肥大也会引起嗅觉减退。

4. 看是否眩晕

眩晕[2]是与平衡功能相关的一类复杂症状，甚至常常被调侃为"患儿眩晕，医生头晕"。它的复杂之一体现在形式的多种多样，所以孩子在描述症状时也常常是五花八门，如头晕、头重脚轻、走路不稳、恶心呕吐、漂浮感或倾倒感、黑矇……

更麻烦的是导致眩晕的原因很多，涉及的科室（专业）包括耳科、儿科、眼科及神经科。正因为很难查到病因，很多孩子辗转多家医院，多次就诊，做了很多检查，吃了很多种药，但是效果却不尽如人意。鉴于眩晕的诊断主要依据病史，家长应该详细记录孩子每次眩晕发作时的具体时间、次数、持续的时间、具体情况、伴随的症状等，越具体越好，以便通过详细的资料帮助医生有效的定位及定性。

隐秘角落的 3 个高风险问题

1. 咽鼓管功能不良

咽鼓管功能不良这种疾病直到最近几年才引起大家的重视。随着研究的不断深入，该疾病的诊断及治疗有了很大进展。咽鼓管位于鼻咽部两侧，是沟通鼻咽部及耳部的重要管道，能够平衡外界与中耳之间的压力，并将中耳内的分泌物引流到鼻咽部。

常见致病原因主要有腺样体肥大、变应性鼻炎、鼻 – 鼻窦炎及上呼吸道感染（几乎涵盖了耳鼻喉科所有常见疾病）。患有咽鼓管功能不良的孩子会出现耳闷感、反复发作的分泌性中耳炎、听力下降及耳鸣等症状。保持鼻腔通畅，解除对咽鼓管的压迫堵塞是临床治疗的关键。另外，咽鼓管球囊扩张术也是新的微创外科技术。

2. 胃食管反流性咽喉病

胃食管反流性咽喉病指的是胃内容物反流至咽喉部引起损伤导致的临床症状。胃食管反流病[3]是消化科的常见疾病，也能引起慢性顽固性耳鼻喉相关临床症状，临床主要表现为慢性咳嗽、不自觉清嗓子、声音嘶哑、咽喉痛等症状。

对使用常规方法治疗上面提到的耳鼻喉相关症状无效的孩子需要考虑咽喉反流，应及时进行电子喉镜检查，予以抑酸治疗。此外，也需要提醒孩子不要吃得太饱，同时避免睡前 2~3 小时吃东西，减少胃酸的分泌。

3. 儿童鼻窦炎的眶并发症

鼻窦与眼眶在解剖上处于毗邻的关系，有许多自然孔道相互连通，所以儿童鼻窦的炎症容易向眶内蔓延播散，形成严重的眶并发症。除了鼻塞、流脓涕外，还表现为眼眶周围皮肤红肿、睁眼困难、眼球活动受限甚至视力减退。

治疗的目的在于使用有效抗生素及时控制感染，促进鼻窦内分泌物的引流通畅。但由于该病变化较快，所以应与眼科医生共同密切观察病情变化，必要时及时进行鼻窦开放引流手术，以防止不可逆性视力下降或颅内并发症的发生。

（撰稿　钟玲玲 / 审校　沈蓓）

注：

1 特发性面神经麻痹：一种以面部表情肌群运动功能障碍为主要特征的常见疾病，临床主要表现为额纹减弱或者消失、眼睑闭合无力、眼泪外溢、口角歪斜、唇边流涎、讲话漏风、示齿动作时面部被牵拉偏向一侧等。

2 眩晕：一种突然发生的自身或外物运动的错觉，主要表现为旋转性、上升下降感或前后左右摇晃感，是发生于周围或中枢前庭系统的病变。

3 胃食管反流病：胃内容物，包括从十二指肠反流入胃的胆盐和胰液等反流入食管，临床典型症状为胸骨后烧灼感、反酸等。

第六节　口腔科篇

学龄期是孩子生长发育非常旺盛的时期，这个时期孩子面部生长发育的主题就是"替换"。在此期间，牙齿的替换会出现很多问题，尤其是口腔咀嚼系统从乳牙期至恒牙期的过渡会引起一系列面部肌肉和骨骼的改变。因此，一定要注意观察儿童面部有无突然的变化，以便发现问题，及时予以矫正。

健康体检"五连看"

1. **看面部**

正常儿童的面型是均匀且对称的，但是疾病往往会引起颌面部的肿胀。有的肿胀比较突然，可以及时被发现和治疗；有的肿胀则缓慢且隐蔽，容易被忽视，造成面部颌骨、肌肉等一系列改变，导致面部不协调。

儿童面部肿胀，因较为隐蔽而不易被发现的部位主要有两处：一是面部后方的腮腺区部位，该部位往往会因为炎症或肿物引起局部肿胀。有些肿物生长缓慢，被发现时往往已经引起局部组织病变。二是面部下方的颌下区，其内分布着大量的淋巴结。当这个区域受到细菌、真菌、寄生虫等感染时，会引起颌下区淋巴结的肿大。同时，一些淋巴结的癌变，也会引起相应颌下区的肿胀。因此，定期带儿童做健康体检是应对这些特殊疾病的最佳方法之一。

儿童颌骨发育异常，主要是指上下颌骨在长、宽、高三个方向上的不协调的发育，导致前牙深覆𬌗、下颌后缩、后牙反颌等病症的发生。

在这个时期，儿童颌骨发育异常会导致错颌畸形的发生，同时错颌畸形又会加重颌骨的发育异常，进而对孩子的颌面部产生重大的影响。利用这个时期儿童颌骨快速发育的特点，医生可以用相对简单的手段就能改变孩子颌骨的发育。例如，对于上颌腭部发育不良导致的错颌畸形，医生可以利用正在快速发育的腭正中缝，通过简单的器械施加很轻的力量就能改变腭部的发育，以达到改善面部发育的目的。

现代口腔正畸治疗理念是预防比治疗更为重要。因此，早期发现并治疗由于颌骨发育异常导致的错颌畸形会极大改善儿童面部的发育。

2. 看牙齿

首先，看乳牙是否滞留。很多爸爸妈妈发现孩子乳牙还没掉，替换的恒牙就已经长出来了，在医学上叫乳牙滞留。导致这种情况发生的原因有四点。第一，继承恒牙萌出方向异常，使乳牙牙根未吸收或吸收不完全。第二，继承恒牙先天缺失、埋伏阻生[1]、萌出动力不足，导致恒牙萌出异常。第三，萌出恒牙因为多生牙的阻挡，导致乳牙不脱落。第四，一些特殊疾病，如佝偻病、侏儒症、外胚叶发育异常等，也会造成乳牙不脱落。如果孩子出现乳牙滞留，一定要带其到医院口腔科检查。同时让孩子多吃较粗糙、富含粗纤维的食物，如芹菜、玉米、苹果等，以此促进孩子咀嚼系统的发育。

其次，看是否有多生牙萌出。有时孩子新萌出的恒牙与正常恒牙的形状不太一致，这种现象在多数情况下为多生牙萌出，它是在正常牙数外的多余牙齿，是最常见的牙齿发育异常。多生牙萌出多见于上颌前牙区，其形态不规则，位置也不确定；有的位于难以察觉的颌骨内部，需要通过CT等手段发现。由于多生牙额外增加了牙弓的牙量，所以经常引起邻牙的错位或阻萌。多发性多生牙中的许多牙齿可能埋伏阻生，多为颅骨锁骨发育不良的牙齿特征表现。如果孩子出现多生牙萌出，需要到医院检查，尽早拔除，必要时进行矫正器辅助矫治。

再次，做窝沟封闭保护。儿童除了要养成良好的刷牙习惯及定期涂氟外，还可以通过窝沟封闭达到保护新萌出恒牙健康的目的。窝沟封闭主要针对后磨牙。新长出的磨牙表面有很多凹槽和点隙，这样增大了牙齿的摩擦面积，提高了咀嚼的效能，但是它也是细菌滋生的温床。窝沟封闭利用可流动的高分子树脂渗入到各个点隙里面，然后经光照固化，封闭点隙，从而达到保护乳磨牙和年轻恒牙的目的，相当于给牙齿罩上了一层保护罩。

最后，注意乳恒牙的交替是否异常。乳牙过早缺失或者迟迟不脱落都会导致继发恒牙的发育异常，进而影响牙弓的长度与宽度，破坏牙弓的完整性，使上下牙弓大小不协调，导致错颌畸形的发生。

3. 看口腔

学龄期的儿童牙齿处于替换时期，牙龈会受到多种因素的影响，牙龈炎是最常见的口腔病症之一。牙龈炎即牙龈的炎症，表现为牙龈的充血、肿胀及刷牙出血。如果不能得到及时治疗就可能转化为牙周炎，严重的牙周炎会导致牙齿松动甚至脱落。养成良好的口腔卫生习惯是有效预防牙龈炎的重要方法之一。

此外，要多多关注儿童的牙龈是否有广泛性的肿胀或长期不消退的肿大结节，尤其是单个长期肿大且不消退的牙龈结节。这些牙龈结节来源于牙周膜及颌骨牙槽突结缔组织的炎性增生物或者类肿瘤病变。虽然它不是真性肿瘤，但其治疗和诊断较为复杂，应及时就诊。

4. 看嘴唇

有的孩子嘴唇总是红肿疼痛、干燥脱皮，甚至出血结痂，这不仅严重阻碍了孩子进食，甚至还影响面部美观，这种现象多是由慢性唇炎引起的，也是口腔门诊中最常见的唇部疾病。

要时刻关注并告诫孩子不可以舔唇、咬唇，更不能用手撕皮屑，并及时改变孩子的饮食结构，避免食用刺激性大的食物。同时，请专业医生给予正确指导和对症治疗。

5. 看舌头

家长不但要关注舌面，还要观察舌底黏膜是否有肿胀。因为舌头下方有口腔的两大唾液腺，即颌下腺、舌下腺，以及它们的导管口。

其中，颌下腺因为其导管解剖走行的特点，最容易形成结石，堵塞导管，引起颌下区及口底的肿胀，有时还会伴有红肿疼痛，给孩子的正常生活带来巨大影响。

隐秘角落的 3 个高风险问题

1. 非霍奇金淋巴瘤

恶性淋巴瘤是最常见的恶性肿瘤之一，仅次于急性白血病和颅内肿瘤。罹患非霍奇金淋巴瘤的孩子多因面部颌下区及颈部等有多发的肿大淋巴结而就诊。在我国，儿童非霍奇金淋巴瘤是最常见的恶性淋巴瘤。该肿瘤恶性程度高，易向其他部位转移，如未能及时治疗可迅速死亡，但如能早期发现、积极治疗，则可以取得显著的疗效。

2. 牙龈纤维瘤病

牙龈纤维瘤病是一种罕见的、良性的、无特殊病因的疾病，孩子多因口腔内全口牙龈肿胀明显而到医院检查时被发现存在该疾患。儿童主要表现为牙龈的广泛增生，增生的牙龈质韧、增厚。此病有些表现为家族遗传，因此，如果家族中有人患本病，父母要格外注意孩子的情况。

3. 流行性腮腺炎

当孩子因腮腺区肿胀、疼痛，甚至发热而就诊，最常见的原因就是流行性腮腺炎，它是由腮腺炎病毒所引起的一种急性传染病。该病毒不仅侵入腮腺，还可以侵入神经系统及各腺体组织，引起脑膜炎、脑膜脑炎、睾丸炎、卵巢炎等，严重时可导致不孕不育，甚至危及生命。因此家长切不可掉以轻心，应及时带孩子到传染病医院就诊。

（撰稿 宋达 / 审校 徐文靖）

注：

1 埋伏阻生：主要指牙齿在颌骨内，因为某些阻力的原因而无法正常萌出于口腔内。常见的原因有：①牙胚出现了原位错误，牙胚距离萌出点过远或处于异常位置。②因为邻牙出现了畸形、乳牙过早丢失使得间隙缩小、幼儿时期的颌骨发生感染或外伤、额外牙的阻碍等造成牙齿萌出障碍。③患者存在着全身性的因素，如遗传因素或内分泌障碍，代表性的疾病为颅骨锁骨发育不良。

第七章

12~18 岁儿童健康管理

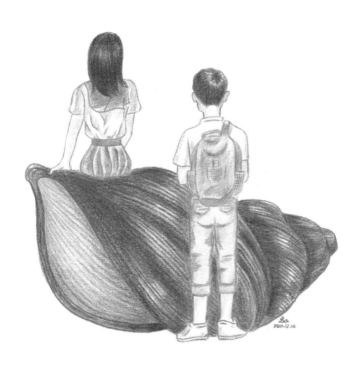

第一节　内科篇

孩子经过学龄期的成长，终于迈入了被称为"花季雨季"的青春期。青春期年龄范围一般为10~20岁，是从儿童到成人的过渡时期，约占人生时期的一半。12~18岁的青春期和之前的年龄段之间不仅是连续性的，更是飞跃性的。一系列内分泌的变化使得这一阶段成为性成熟并具有生殖能力的阶段，同时也是生理、心理和情感发展的重要里程碑。

女孩子青春期的开始和结束年龄都比男孩子早2年左右，通常为11~12岁开始17~18岁结束，男孩则为13~15岁开始19~21岁结束。当然，由于地区、气候、种族及营养等因素影响，相同性别之间也存在较大的个体差异，甚至可相差2~4岁。值得注意的是，这一时期少男少女的情绪多变且不稳定，精神、行为和心理的问题开始增加。

也许在爸爸妈妈心中此时的孩子依旧是个孩子，但事实上，孩子更愿意被当作成人来对待。此年龄段孩子的特征为，体格发育再次加速，出现第二次高峰，继而生殖系统发育也加速并趋于成熟。除体格及生殖系统变化之外，青春期的孩子也显示出智力加速跃进，开始独立生活、参与比较复杂的社会活动等特征，因此青春发育期是锻炼健康身体、培养良好道德品质、学好基础文化和技术知识及拥有远大理想的重要时期。

全面健康体检，关爱儿童成长

处于青春期的孩子生长迅速，内分泌系统会发生一系列变化，父母应更加关注孩子的生理及心理健康问题。12~18岁的孩子每年应当进行一次健康体检，其中内科体检内容包括但不局限于测量身高、体重、血压，进行皮肤、淋巴结、心、肺、腹部、四肢查体，化验血常规、尿常规，以及简单的肝肾功能、血脂、血糖，行心电图、腹部B超检查。

健康体检"三连看"

1. 看体重

随着生活水平的提高和社会因素的变化，体重超重已成为社会问题，特别是青春期的胖孩子，"胖胖"在逐年增多。健康儿童的标准应从饮食、作息、运动、智力发育等多方面去评估。爸爸妈妈切勿认为多给孩子吃好的就能让孩子身体好，过胖或过瘦都是不够健康的表现。确定这一年龄段孩子是否超重或肥胖，可以通过计算 BMI，BMI=体重（kg）/身高（m²）。通过 BMI 来判断孩子是否超重或肥胖需要结合年龄和性别（具体 BMI 界值见第六章表 2）。

　　胖孩子常有疲劳感，活动时易气短或腿疼，行动笨拙，不爱参加体育活动。社交时易受奚落，被取外号，甚至被歧视，沉重的精神压力导致其不再自信，变得孤僻。由于减少了与同学的正常接触，这些胖孩子更易出现抑郁和自卑等情绪，导致形成被动、退缩等个性。部分胖孩子可能会并发高血压，中、重度肥胖者会出现糖代谢障碍，甚至患上糖尿病[1]。同时胖孩子的肝脏需合成转运的脂肪过多，不堪重负，肝细胞内积聚脂肪，导致脂肪肝[2]，引起肝功能异常。胖孩子因胸腹部脂肪堆积，导致呼吸运动受限，肺功能[3]下降。胖孩子体脂过多，导致大量血液分布于周围组织中，加之肺功能下降，使心、脑出现相对缺氧状态，可能影响智力发育。

　　饮食是造成肥胖的重要因素，过多甜食、油炸食品等高能量食品的摄入可能导致肥胖。青春期孩子的身体本就处于加速发育阶段，而心理和社会适应能力发育又相对推迟，因此容易发生心理失衡，可出现胆小、恐惧、孤独等心理状态，而造成不合群、不活动，或以进食来减压、自娱，导致患上肥胖症。一旦肥胖形成，由于行动不便而更加不愿活动，以致体重日增，从而形成恶性循环。

一旦青春期的孩子出现肥胖症状，家长要控制其饮食，以低碳水化合物、低脂肪、高蛋白、高微量营养素、适量纤维素为宜。首先多吃杂粮、鱼类、蔬菜和豆制品，其次为家禽和瘦肉类，土豆、山芋、甜食及糖果尽量不吃。为满足孩子食欲，消除饥饿感，可进食能量少且体积大的食物，如瓜果蔬菜，其所含纤维素可减少糖类的吸收和胰岛素的分泌，促进胆固醇排泄，且有一定通便作用。白萝卜、胡萝卜、青菜、黄瓜、番茄、莴苣、苹果、柑橘、竹笋等均可选择。

此外，应注意增加孩子的运动量，每天适当运动能促使脂肪分解，减少胰岛素分泌，使脂肪合成减少，蛋白质合成增加，促进肌肉发育。父母可督促胖孩子每日餐后1小时慢跑30分钟或爬楼梯、跳绳、打球、游泳，做到身体耐受即可，不提倡做无氧运动[4]。如果运动后疲惫不堪、心慌气短以及食欲大增，均提示运动过度。同时，父母应鼓励胖孩子多参加集体活动，增强减肥的信心，帮助孩子建立健康的生活方式，学会自我管理。个别重度肥胖的孩子需要在医生指导下进行药物治疗。

2. 看身高

现今社会，人人都想成为"高富帅"，但"大长腿"可不是想就能拥有的，必须在生长发育期间通过提供合理充足的营养、提高睡眠质量、加强运动等，为少男少女创造有利的增高条件，不留下个子矮的遗憾。

青春期是儿童到成人的过渡期，这一时期的儿童体格生长有其自身的特点。受性激素等因素的影响，孩子体格生长出现了出生后的第二个高峰，且有明显的性别差异。女孩在乳房发育后（9~11 岁）、男孩在睾丸增大后（11~13 岁）身高开始加速增长，此时女孩平均身高每年增加 8~9 cm，男孩则为 9~10 cm。男孩的身高增长高峰比女孩约晚 2 年，且每年的身高增长值均大于女孩，因此最终男孩的身高一般比女孩高。在孩子的第二个生长高峰期，身高增加值约为最终身高的 15%。

老人常说"二十三窜一窜"。很多父母即便发现孩子生长缓慢，比同龄孩子矮一些，也常会抱有这样的想法，"没准儿孩子随他爸爸，长得晚"或者"可能还没到长个儿的时候吧"，于是盲目期待孩子在长个儿的最后时间节点能够"窜个儿"。确实，有一部分发育延迟的孩子在青春期前期生长比较缓慢，在后期会有身高猛长的现象，而且最终能获得正常身高。但并不是所有的孩子都"晚长"，别忘了，每个生命拿到的都是"单程车票"，每个孩子的成长过程只有一次，如果一味地坚持认为孩子是"晚长"，极有可能错过最佳干预时机。

生长激素是促进骨骼发育最重要的激素之一，生长激素分泌异常会影响到孩子身高。大部分激素在人体内会维持在一定浓度，但生长激素却不是，它在夜间睡眠期间的分泌量最大，白天其他时间的分泌量极少。如果孩子夜间睡眠质量不好，生长激素分泌可能就会随之减少，长此以往身高肯定会受到影响。因此，爸爸妈妈一定要保证孩子夜间的睡眠环境，避免开灯睡觉。有些孩子怕黑，习惯在床头柜开一盏台灯，但光线的刺激会减少褪黑素分泌，导致睡眠较浅，睡眠质量变差。此外，如果孩子睡前剧烈运动、看电视、玩游戏、吃太饱，都会使其过度兴奋，不易入睡，即使睡着了，大脑皮层仍处于兴奋状态，也很难处于深度睡眠状态，第二天醒来后会更累。同时，还要做好青春期孩子的日常生活养护，在生长发育时期，身体内的各个组织器官需要充足的营养，营养摄入不够，就会影响长高。应合理膳食、均衡营养，保证摄入足够的蛋白质、碳水化合物和维生素，特别是适当补充动物蛋白，以达到最佳的蛋白质生物利用率。胃肠道疾病对孩子的身高也会带来负面影响，所以对于相关疾病，要及时治疗。

父母应定期带孩子进行体检，观测身高增长速度。如果发现自家孩子身高明显低于同龄人，每年身高增长小于5 cm，要考虑患有"矮小症"。身高的增长受很多因素影响，如遗传、内分泌疾病、骨或软骨发育异常、营养、生活环境，以及子宫内生长水平和精神活动等。一旦怀疑矮小症，需要找专业医生咨询，争取早检查、早治疗，避免留下遗憾。同时，在观测过程中，如果发现孩子身高异常增长，也需警惕一些病理情况，如传说中的巨人症，其多数是由于垂体瘤引起，部分孩子会伴有头痛、视野缺损等，需要及时就诊。

3. 看皮肤

（1）寻常痤疮

您猜对了，青春期寻常痤疮就是众所周知的"青春痘"，这是一种毛囊皮脂腺慢性炎症性皮肤病，因皮脂腺管与毛孔阻塞，使皮脂腺分泌不畅所致。在青春期，95%的男孩、85%的女孩均患有不同程度的寻常痤疮，青春期过后往往能自行减轻或痊愈，所以大家称其为"青春痘"还是很贴切的。寻常痤疮多发于头面部、颈部、前胸后背等皮脂腺丰富的部位，且易反复发作，严重影响颜面部美观，对处于青春期的孩子的心理和生活质量均会造成较大影响。粉刺为基本损害，较重者出现毛囊周围炎，毛囊口出现丘疹，继发感染者的丘疹顶端有脓疱，如毛囊壁破裂，炎症向深部发展至真皮，可形成结节或囊肿。

对于青春期的少男少女，在日常生活中需要督促他们做好皮肤清洁，用温水清洗皮肤，局部可用单纯洗剂、肥皂除去油腻，注意，请不要化妆！饮食上少吃动物脂肪、刺激性食物和甜食，多吃新鲜蔬菜和水果，同时保持良好的生活规律，避免熬夜、紧张。紫外线或日光照射可加快脱屑，有利于痤疮的治愈。轻者通过调节生活习惯、饮食习惯可以自愈，重者形成丘疹、脓头，甚至大的囊肿结节影响容貌则需要到医院治疗。

（2）黑棘皮病

不难发现，孩子中即便是小胖墩儿们也并不完全相同，有些是白胖白胖的，但还有一些身体局部（如脖子、胳肢窝和大腿根）却很黑很黑，甚至经常被别人嘲笑说"都这么'脏'了还舍不得洗洗"。父母很是为之苦恼，明明每天都给孩子洗啊，这不，都快搓掉皮了，可就是洗不下去呢！此时，您可要注意了，这很可能是黑棘皮病。黑棘皮病又名黑角化病或色素性乳头状营养不良，皮疹初期的皮肤颜色加深，呈灰棕色或灰褐色，表面干燥、粗糙，进而皮肤增厚，表面有许多细小乳头状凸起，患处的皮肤会非常柔软，因此常常用"天鹅绒"来形容这一症状。随着病情进展，皮肤更加粗厚，皮纹增宽加深，表面有乳头状或疣状结节，并可出现大疣状赘生物。此病多发生于皮肤皱褶部位，如颈、腋窝、腹股沟、乳头下、脐窝、肛门、外生殖器等处。掌跖[5]常发生过度角化，有时可见于面部、肘部、膝部和指趾伸面。专家将此病分为不伴内脏肿瘤的良性黑棘皮病（儿童居多）和常与内脏腺癌相关的恶性黑棘皮病（好发于中老年人）。

黑棘皮病非因感染而起，也不传染，本身并不可怕，也绝非不治之症。但它可能是孩子出现多种代谢紊乱的警示，如高胰岛素血症、糖尿病、肥胖、非酒精性脂肪肝病、高尿酸血症、高脂血症、亚临床甲状腺功能减退及皮质醇增多症等，决不能掉以轻心，需要重视，做到防患于未然。建议父母关注过食、易饥的肥胖儿童，如果发现颈后、腋下或腹股沟等部位有明显的发黑和色素沉着现象，应及时就医治疗。倘若孩子的肤色呈现迅速变化的趋势，更应尽快寻求专业医生的帮助，因为这可能是患有严重疾病的迹象。肥胖通常与黑棘皮病关系密切，两者呈正相关。随着体重的下降，黑棘皮病也会随之改善，同时体内其他代谢紊乱的情况也会好转。

对于患有黑棘皮病的孩子，首先要调整其饮食习惯，确保食物不过分油腻，以清淡饮食为主，并且要监督孩子多吃蔬菜和水果，少吃零食，减少薯条、薯片、冰激凌等高能量食物的摄入。除了约束进食，帮助孩子建立良好的运动习惯也非常重要，督促其积极参加体育锻炼，控制体重。

隐秘角落的 6 个高风险问题

1. 痛经

青春期的女孩不仅仅拥有"花季"的魅力，也需要承担"雨季"的痛经困扰。几乎所有女性在青春期都经历过痛经。痛经指的是月经前后及行经期间发生腹痛和其他不适，以致影响生活和学习。痛经多表现为下腹痛，有时疼痛放射到阴道、肛门和腰部，疼痛剧烈时会面色苍白、冒冷汗、手脚冰凉，有时还会恶心、呕吐甚至晕厥。若在此期间仅有下腹部轻微胀痛、腰痛、乳房发胀、情绪不良、易疲劳等属于正常生理现象，不需要特殊处理。痛经可分为原发性和继发性两种，原发性痛经无明显器质性疾病，一般认为是子宫过度收缩引起的，青春期女孩痛经多属于此类，原发性痛经在生育后会逐渐减轻或消失。

那么女孩在痛经期间需要注意什么呢？原发性痛经与精神和心理因素有关。有的女孩对月经怀有本能的恐惧和焦虑，认为"来月经很痛"，背负沉重的精神负担，从而加重了对痛觉的敏感性。妈妈可以耐心讲解，让她认识到月经是一种正常的生理现象，来月经是生殖系统开始成熟的标志，不必顾虑，更不用紧张和恐惧，要尽量放松，保持心情舒畅，做些自己喜欢做的事，这样会使疼痛得到缓解。此外，经期应注意保暖，避免受寒、淋雨、接触冷水、吃过多的冷食，也要避免进行引起腹压增加的剧烈运动，这些都会引起子宫剧烈收缩，造成经血排出不畅，从而引发痛经。疼痛时可对腹部进行热敷，一次数分钟，以加速血液循环，减轻盆腔充血。热水、热红糖鲜姜水可以帮助祛寒，有利于减轻疼痛。

　　孩子应注意经期卫生，保持外阴清洁，选择合适的卫生巾，适时更换，不要坐浴，避免引起感染。痛经症状严重、疼痛剧烈的女孩，可在医生指导下服用止痛药，如布洛芬或对乙酰氨基酚。青春期痛经虽然以原发性痛经为主，但对于逐月加重、需要服止痛药的痛经则要寻求医生的帮助，检查有无生殖道畸形、子宫发育不良、子宫过度倾曲和子宫内膜异位症等引起的继发性痛经。发现相应问题，需针对病因治疗。

2. 月经失调

　　青春期是女性生殖系统迅速发育成熟的阶段，而规律月经则是其生殖功能成熟的标志之一。月经失调则指的是月经规律的改变。月经的规律性包括三方面内容，即周期（24~35天）、经期（2~6天）和经量（30~50 ml）。虽然这三方面的情况因人而异，但对个体而言，其月经类型应该是相对稳定的。当处于青春期的女孩出现上述任何一个方面的异常时，即称为月经失调。青春期的月经失调通常表现为月经失去正常的周期性和出血的自限性。通常为月经初潮后即出现周期紊乱，几乎没有规律，有时一月数次，淋漓不尽；有时候几个月不来月经，一来就出血很多，甚至大出血，不能自止；或月经初潮后尚有规律，但渐渐出现周期延长、经量减少等，甚至发生继发性闭经（月经建立后停止，停经6个月或既往超过3个月经周期以上）。出血量多者往往有贫血表现，甚至发生重度贫血、失血性休克。

通常情况下，女孩在月经初潮后会经历一段时间的月经失调，因为青春期女孩激素的反馈调节还没有成熟，未能建立良好的调节机制，还不能形成规律排卵，没有正常的排卵就没有正常的月经。所以青春期的女性经常表现为月经不规律，称为无排卵性功能失调性子宫出血，这是一种正常的现象。机体内外任何因素影响下丘脑—垂体—卵巢轴[6]任何部位的调节功能，均可导致月经失调，如精神过度紧张、环境和气候骤变、过度疲劳、营养不良及其他全身性疾病等。随着性腺轴的发育成熟，初潮后2年内大部分女孩都会建立规律月经。但如果女孩子在此期间不仅月经周期不规律，还造成大量阴道流血或闭经，一定要及时送孩子到医院就诊，进行止血治疗，调整月经周期。如果女孩初潮后两年以上仍没有规律月经，此时往往存在病理情况。

导致青春期月经失调的最常见原因是多囊卵巢综合征，此综合征是青春期及育龄妇女最常见的生殖内分泌代谢性疾病，孩子体内雄激素水平升高，除月经失调（多为月经稀发、闭经，也可表现为月经过多、周期紊乱），还常伴有多毛、痤疮、肥胖等，对青春期女孩的心理健康造成很大的影响。与此同时，卵巢长期不排卵，易发生子宫内膜病变，甚至有可能发展至子宫内膜癌前病变和子宫内膜癌，成年后甚至面临生育困难。女孩月经推后、长青春痘、长"小胡子"等都可能是多囊卵巢综合征的表现。如果初潮2年后仍无规律月经，且存在家族史（糖尿病、高血压、肥胖等代谢综合征，多囊卵巢综合征）、超重或肥胖（尤其是腹型肥胖）、腋毛或阴毛提早出现（小于8岁）、月经初潮提早（小于10岁）、代谢综合征、高胰岛素血症等高危因素，应到医院筛查。

3. 青春期甲状腺肥大

在青春期，有的孩子发现自己脖子明显变粗了，尤其是女孩，为了不被别人看到粗脖子，即使在夏季也穿高领衣服。那么这变粗的脖子究竟是怎么回事呢？这很有可能是患了甲状腺肥大。甲状腺位于人的喉头和气管两旁，其主要功能是利用从饮食中摄取到的碘合成并分泌甲状腺激素，以调节和促进人体的新陈代谢及生长发育。在正常情况下，因为甲状腺腺体很小，周围又被肌肉和皮肤所包裹掩盖着，所以一般从外表是看不到的。当机体从饮食中摄取的碘量不足，甲状腺得不到充足的"原料"供给，难以合成足够的甲状腺激素时，为了满足身体新陈代谢和生长发育的需要，甲状腺才会因活跃性的增生和肥大而变得肿大，于是脖子就变粗了。

甲状腺的发育会在青春期达到高峰，此时机体的新陈代谢比较旺盛，生长发育加速，身体为了"生产"出更多的甲状腺激素以满足身体的需要，对碘的需求量会增加，当这种物质摄入不足时，就会导致甲状腺的代偿性增大。在非缺碘地区的青春期少男少女也有可能出现不同程度的甲状腺肿大，以女孩多见，为两侧甲状腺腺体弥漫性肿大，质地柔软，一般摸不到结节。这种情况甲状腺功能基本正常，不属于疾病。

孩子罹患青春期甲状腺肿大，家长不必恐慌，防治的措施主要是补碘，多吃含碘丰富的食物，如海带、海蜇皮、紫菜及各种海鱼等，食用碘盐也是补碘的一种途径。青春期单纯性甲状腺肿有时即使不予治疗，青春期过后由于内分泌重新获得平衡，肥大的腺体也会逐渐缩小。不过由于甲状腺肿大的原因复杂，需要与其他导致甲状腺肿大的疾病如格雷夫斯病、慢性淋巴细胞性甲状腺炎等相鉴别。故此，一旦发现孩子甲状腺肿大，要到医院的内分泌科就诊，完善甲状腺功能、甲状腺 B 超等检查，以明确有无其他原因导致甲状腺肿。对于甲状腺明显肿大者，可在医生指导下口服甲状腺片，使肿大的甲状腺体积缩小。

4. 男性青春期乳房发育

在这个特殊的时期，女孩有女孩的烦恼，男孩有男孩的麻烦，如青春期男孩就可能有男性青春期乳房发育。男性青春期乳房发育指的是男性乳腺组织良性增生所导致的一侧或两侧乳腺的增大，其病因可分为生理性和病理性两大类。前者发生的年龄在 12~16 岁，乳房肿大多呈一过性，持续数月或 1~2 年会自行回缩而消失。后者可见于睾丸肿瘤、睾丸炎、性腺功能减退和雄激素不敏感综合征及某些药物的影响。此外，也有的男孩胸部呈现"假性女性型乳房"，这是乳房脂肪组织的增多而不是乳房腺体成分的增加，与男性青春期乳房发育有着本质的区别。

男性青春期乳房发育一般认为是由于青春期出现一过性雌激素与雄激素的不平衡 [7] 所致。生理性男性乳房增大一般没有自觉症状，仅少数孩子有局部胀痛、压痛或触痛，其乳腺发育具有显著的自限性，大多不需要特殊治疗。乳腺发育随青春发育的进程而减缓，一般停滞于 20 岁左右，并在青春期发育完成前逐渐消退。应向孩子说明男性青春期乳房发育是属于青春期发育过程中的常见现象，大多数人在 1~2 年内可以自然缓解，以消除孩子的思想顾虑和焦虑情绪。

如果孩子单侧乳房增大，需要注意乳腺肿瘤；如果孩子乳房持续异常增大，伴有第二性征不发育或发育迟缓，如未变声、无喉结、无胡须等，或伴有生殖系统异常，如尿道下裂、隐睾症、无睾症、睾丸肿瘤、继发性尿道炎等以及特殊用药史，须及时就医咨询。另外，有些家长会给孩子服用一些营养保健品，其中可能含有激素类物质，会引起男孩乳房的异常发育，应引起特别注意。

5. 高血压

有研究发现，成人原发性高血压可能始于儿童期，故此应在儿童期进行干预，以预防和推迟成年后高血压及心脑血管等靶器官损害的发生。正常儿童血压从婴儿期开始就有随着年龄增加而逐渐升高的趋势，在 18~20 岁趋于稳定。青春期是血压发展的重要时期，该时期各组织器官逐渐成熟，各系统功能趋于完善，而且该时期血压的调节机制更加复杂，血压的平衡也更为脆弱。剧烈变化的内分泌激素、遗传因素（如高血压家族史）、膳食因素（如钠摄入量）、身体运动等个体因素，以及大气环境、社会压力等影响因素等相互作用，形成复杂的青春期血压调控网络。对于青春期高血压的评定，为便于生活中应用，通常认为血压大于 130/90 mmHg，一年内至少发生 3 次以上者为血压偏高。儿童首次测量血压时常处于紧张状态，会影响测量值，应在坐位或仰卧位安静状态下测量，最好休息 10 分钟以后再测量。

高血压分为原发性和继发性两类。原发性高血压是指病因未明且以高血压为主要表现的一种独立性疾病。继发性高血压是指高血压的病因明确，是某种疾病的临床表现之一。肾脏疾病是儿童继发性高血压的最常见病因，其他原因包括血管病变，如主动脉缩窄、多发性大动脉炎、内分泌疾病、颅脑病变、中毒及药物等。随着肥胖的低龄化及患病率的增高，青少年原发性高血压的发生率也随之增高。青少年时期超重和肥胖不仅导致收缩压、舒张压升高，同时还导致高甘油三酯、高血糖等动脉粥样硬化性心血管疾病的危险因素增加。此外，由于心脏进一步发育，心收缩力大大提高，但与此同时血管发育却相对落后，可能导致血压增高。同时，内分泌腺的发育、激素分泌增多、神经系统兴奋性提高、自主神经功能紊乱也可产生血压增高现象。青少年在迎考复习等特定环境下，由于精神高度紧张，大脑皮层功能紊乱，皮层下血管舒缩中枢失去正常调节功能，引起小动脉紧张性增强，外周循环阻力增加亦使得血压增高。

青春期原发性高血压一般不主张过早应用降压药物，但必须通过建立良好、健康的生活方式来达到使血压恢复正常的目的。首先，要保持情绪稳定，乐观向上，消除各种精神紧张因素，忧伤、恐惧、盛怒、争吵等不良情绪均会导致血压升高；其次，生活要有规律，保证足够的睡眠时间，不熬夜；再次，饮食要合理科学，以低碳水化合物、低脂肪、高蛋白食物为宜。少吃肥肉及含胆固醇高的食物，可多吃新鲜蔬菜和水果以及牛奶、"黑五类"、蘑菇等食品，限制钠盐摄入量，每日用盐应控制在 5 g 以内；最后，坚持体育锻炼，每天至少参加体育锻炼半小时，但运动量不宜过于激烈。如采取上述措施 3 个月后仍不见好转或血压继续上升，需做进一步检查除外继发性高血压，并在医生指导下服用降压药。青春期原发性高血压多为轻度高血压，常缺乏明显症状，易被忽视，应把测量血压作为定期体检的常规内容，以便早期发现。预防高血压要从儿童做起，血压偏高的儿童如果有阳性家族史或肥胖应作为重点预防对象。

6. 腹痛

腹痛在这个年龄段的孩子中非常常见，其中一部分属于急腹症范畴，误诊、漏诊易造成严重损害，甚至危及生命！孩子出现腹痛症状，首先应注意是否为急腹症。患急腹症时，除了腹痛症状外，还伴有发热、恶心、呕吐等。这种腹痛多为突发性的，疼痛较剧烈且持续，可以明显地观察到孩子神情痛苦、萎靡、面色苍白、出汗。腹痛部位较固定，腹部拒绝触碰，一碰就疼痛明显，而且有腹部肌肉紧张，腹部摸起来硬硬的。以急性阑尾炎为例，如果疼痛首先起于上腹或脐周，数小时后转移到右下腹，体温逐渐升高，就应考虑阑尾炎。这里有一句关于阑尾炎的简单口诀需要家长记住："先痛后吐再发热，右下腹痛最重要"。这个时候应赶紧去医院就诊，避免耽误治疗。如腹痛伴有呕吐、腹泻，大便呈脓血便或稀水样，如果孩子最近有不洁饮食，可能患了胃肠炎。此时孩子肚子软软的，按着、揉着会更舒服。

青春期也是自身免疫性疾病的高发期，如果孩子腹痛明显，程度较重，持续时间较长，但是肚子摸起来软软的，不伴呕吐、腹泻症状，这时要注意检查孩子双下肢及臀部皮肤是否有红色、紫红色或暗红色皮疹，且用手指按压皮疹不褪色，这时要注意变应性紫癜。变应性紫癜除了皮肤紫癜和腹痛外，部分孩子还会有关节肿痛和肾脏受累，需要到医院就诊，做进一步检查。

还有一部分孩子腹痛间断、反复出现，每次持续时间不长，位置不固定或位于脐部周围，不影响饮食，腹痛过后不影响正常活动，且腹痛的时候喜欢按揉，此时的腹痛多为功能性的。家长需要注意保证孩子规律饮食，避免寒冷、刺激性食物。青春期由于生理和心理发育不同步，心理发育相对滞后，同时学业负担重，用脑过度，有的孩子会害怕上学和考试，因而产生焦虑情绪，引发身体不适，可出现腹痛、呕吐、头痛、头晕、心慌、乏力等，此时应视情况给予心理疏导、治疗。

（撰稿 范树颖 / 审校 刘薇）

注：

1 糖尿病：由于胰岛素分泌绝对缺乏或相对不足所致糖代谢紊乱而出现高血糖、糖尿，继而出现蛋白质、脂肪代谢失衡及水、电解质紊乱。

2 脂肪肝：肝细胞内脂肪堆积过多，从而影响正常肝脏功能的一种临床综合征。

3 肺功能：肺是人体的呼吸器官，其最主要的生理功能是呼吸功能，吸入氧气，同时将体内产生的二氧化碳排出体外，从而维持人体正常的新陈代谢。

4 无氧运动：当我们从事的运动非常剧烈，或者力量极速爆发，机体在瞬间需要大量的能量，有氧代谢不能满足身体此时的需求，于是糖就进行无氧代谢，以迅速产生大量能量，这种状态下的运动就是无氧运动，如举重、百米冲刺、投掷、跳高、跳远等。

5 掌跖：手掌和足底部位。

6 下丘脑—垂体—卵巢轴：女性生殖内分泌系统的指挥中枢，下丘脑合成、分泌促性腺激素释放激素进入垂体，垂体在其作用下释放卵泡刺激素和黄体生成素，二者直接控制卵巢的周期性变化，产生孕激素和雌激素，卵巢分泌的性激素又对下丘脑和垂体有正、负反馈调节的作用。下丘脑、垂体、卵巢之间相互调节、相互影响，从而形成一个既完善又协调的神经内分泌系统。

7 在男孩血浆睾酮达到成人水平之前，血浆雌二醇已达到成人水平，因而雌激素与雄激素比值增高，伴有平均的血浆雌二醇水平较高。

第二节　外科篇

从儿童期过渡到青春期，从某种角度讲，可以被认为是人的"第二次诞生"。我们已经知道，这个时期少男少女的身体将发生一系列巨大的生理变化。除身高、体重猛增外，最主要的是第二性征的发育，可见这是决定一生的体质、心理和智力发育的关键时期。爸爸妈妈要特别关注，帮助孩子再次顺利"新生"。

健康体检"三连看"

1. 看一般情况

在进入青春期后，孩子的身体生长明显加快。

男孩主要看身高、肩宽、体重这三个因素。他的身体有了发达的肌肉，肩膀变宽。在生长突增期，男孩身高每年增长 9～10 cm。

女孩重点看身高和身体的脂肪分布。她的体态会逐渐变得丰满、圆润，胸围增大，腰围和臀围都在逐渐增加，肌肉变得富有弹性。在生长突增期，女孩身高每年可增长8~9 cm。

随着生活水平的提高，越来越多的孩子由于摄入营养过多、活动减少而变得身体肥胖、动作笨拙。青春期孩子体重增加是可喜的，但也要注意体重是不是超标。

2. 看第二性征

性发育是青春期孩子的主要特征。

男孩的性征发育表现为声音变粗，胡须、腋毛也慢慢长出，睾丸与阴茎增大，同时出现遗精的情况，这需要家里的成人男性（比如爸爸）多关心。男孩的阴囊要多加保护，如果孩子轻描淡写说一句"裆受伤了"，爸爸就应该要带他去医院看看，有很多因为睾丸扭转而不得不切除睾丸的悲剧时常在医院发生，而不少睾丸扭转的诱因就是阴囊外伤。

女孩的性征发育具体反映在生殖器官的发育、月经初潮[1]。在洗澡时妈妈就可以了解女儿的变化，如乳房的隆起，阴毛和腋毛出现，外生殖器是否由幼稚型向成人型发展。月经初潮一般发生在11~16岁，初潮后1~3年的月经周期常不规律。青春期女孩可能出现乳房肿痛，这会随月经周期变化而消失，有时可扪及乳腺结节，如果持续存在，那就得小心，建议去医院做检查除外乳腺肿瘤。有些女孩在特定时期会发现在阴道口有囊性肿块膨出并伴有腹痛，应警惕处女膜闭锁，通过一个并不复杂的急诊手术就可以解决问题。

男孩和女孩在内分泌水平调节下发育差别较大，性别意识会让孩子对于这方面的变化特别敏感，所以爸爸妈妈更要多关心孩子。

3. 看躯干四肢

无论男孩女孩，父母要注意看孩子的脊柱是否侧弯，胸廓是否对称，四肢长短、粗细是否一致。

如果孩子没有受过伤，但自诉膝关节前侧疼痛，而这种疼痛多在剧烈活动后产生，而且在下蹲时疼痛加重，休息后疼痛消失，应考虑胫骨结节骨软骨炎，这种病早期发现并及时干预治疗后少有并发症。此外，孩子说足跟部疼痛，运动时疼痛加重，细心的爸妈会发现孩子的足跟部肿胀，这可能是跟骨骨骺炎。

有个小细节，通过观察孩子鞋底的磨损，也能发现很多骨骼方面的疾患，请爸爸妈妈关注。

隐秘角落的 5 个高风险问题

1. 脊柱侧弯

青春期的孩子学习压力越来越重，沉甸甸的书包似乎把背都压弯了，尽管爸爸妈妈总是在告诫孩子，要注意姿势，孩子还是慢慢地还是出现了脊柱不正直、双肩不等高、胸廓不对称、骨盆倾斜……青春期（10 岁以后）发病的脊柱侧弯是最常见及最经典的类型。无论是保守支具校正，还是后期手术治疗，都有可能给孩子造成躯体的痛苦和心理负担。

可见，青春期儿童保健非常重要，经专业医生简单测量，检查脊柱弯曲柔韧度、韧带的强度、肌力的强弱、是否有合并症，就能大致了解儿童的脊柱情况。医生会进一步评价孩子脊柱侧弯的程度，因此站立位的正侧位脊柱 X 线检查必不可少。

2. 下肢旋转畸形

下肢旋转包括足尖内指或外指，也就是常说的"内八字""外八字"。事实上，下肢旋转一直伴随着孩子的生长发育，自中枢起，周围神经、髋关节、股骨、胫骨，直到足部，每一环节出现问题都会引起下肢旋转畸形。

孩子的下肢旋转畸形往往直到引起膝关节疼痛和足痛才会被重视，而那些没有发现有畸形的孩子，则会在成年后提前出现膝关节炎、骨关节炎。每个父母都希望自己的孩子走出优美的步态，迈出坚实的步伐，那就更要关注下肢旋转畸形，这一疾患的诊疗存在于孩子的整个生长发育期，亟须父母和医生密切配合，以期取得良好的治疗效果。

3. 扁平足

很多小宝宝生下来就存在扁平足，而且"扁平"状态会一直持续到青春期。正常情况下，随着足弓的发育成熟，足部肌肉的力量增强，足部扁平就会得到明显改善。但对于那些足弓没有发育好的孩子来说，脚部在运动后便会疼痛，并伴有行走或运动能力下降，如果不及时治疗会引起骨关节炎。

扁平足更容易在青春期发病，一旦孩子出现足踝部疼痛、关节僵硬、行走障碍等症状，就不得不给予手术干预了。因此，父母应定期带孩子进行健康查体，由有经验的儿科专业医生及时发现孩子的足部症状，及早确诊和干预。

4. 黑斑息肉病

黑斑息肉病多发现在青少年时期，大多在10岁后逐渐出现症状。孩子有时会表述腹痛，大便黑色，粗心的爸爸妈妈可能会以为是饮食不当、肠痉挛或精神压力过大所致。但这些其实是胃肠道息肉的表现，更麻烦的是这些息肉有恶变的可能。

消化道内镜检查可帮助发现息肉。在孩子进行健康体检时，医生会详细询问家族遗传病史，结合皮肤黏膜黑色素斑和胃肠道多发性息肉，通过有关基因检测即可确诊此病。

5. 卵巢囊肿

青春期的女孩在激素水平的作用下，卵巢肿瘤的发病率增加。卵巢囊肿是最常见的一种卵巢肿瘤，生理性囊肿大多可自行消失，但是病理性囊肿需要手术处理。在盆腔这个不起眼的角落里，无论是生理性还是病理性囊肿，囊肿破裂出血均可引起腹痛或休克症状，囊肿扭转可引起整个卵巢坏死。

请妈妈一定注意，青春期的女孩如果自述下腹不适，千万不要耽搁，在急诊做个超声就可诊断，及时手术干预就能挽救一侧卵巢，而预防这些潜在危险的手段之一，就是定期健康体检。

（撰稿 赵万钰 / 审校 张保刚）

注：

1 月经初潮：少女出现第一次生理性子宫出血称为月经初潮，它是女孩性成熟过程中的一项重要标志。

第三节　心理科篇

人们常常把少男少女比作花朵，把青年男女比作朝阳，因为在人们心目中这是像花儿一样美好、跟朝阳一样蓬勃的年纪。青春期是孩子一生中体格、智力、心理发育和发展的又一关键时期，经历第二次体格生长高峰、第二性征发育，直至身高发育停止和性发育成熟，生理上的急剧变化和学习生活使孩子的心理又出现了一次飞跃。不过，花儿也要当心"虫害"，朝阳也可能被"乌云"遮挡，所以爸爸妈妈更要关心、关注、关爱孩子。

健康体检"四连看"

1. **看认知发展**

青春早期的孩子认知活动的随意性显著增长，可长时间集中精力学习，能随意调节自己的行动。抽象逻辑思维逐渐处于主导地位，且开始出现反省思维。理论反思能力开始萌芽，即逐渐获得运用假设去解决问题的能力。

思维的独立性和批判性已有所发展，孩子开始喜欢用自己学到的知识去评论所熟悉的人，包括父母、老师、同伴等。孩子能够评论社会现实，但由于缺乏实际经验，思维的独立性和批判性常常带有片面性和主观性。

到了青春晚期，孩子的智力发展更趋于成熟，抽象逻辑思维也从经验型向理论型转化；思维独立性和批判性更加鲜明，逐渐克服了思维的片面性；自学能力极大提高，可以独立收集、分析资料，并做出相应的理论概括。

2. 看社会性发展

在青春早期，同伴对孩子社会性发展的影响开始超过成人的影响，同伴之间的联系进一步加强，同伴往往成为孩子学习和模仿的榜样。少年的友谊比较稳定，选择朋友也是以共同的兴趣爱好、相似的或互补的个性为基础，少年往往把同伴的友谊看得高于一切，有时会为了所谓的"义气"而庇护同伴或为同伴打抱不平，因此交友更要慎重！

男女同学之间界限分明，开始是男女同学互相看不惯的否定、疏远阶段；之后是彼此都意识到自己已经长大，不再是孩子，互相之间开始显得拘谨、腼腆，害怕接触；再后来则是表面回避而内心充满憧憬。

至青春晚期，孩子的社会交往进一步扩大，同样重视同伴的友谊，选择朋友有比较高的原则性，对友谊的界定更多地转向心理层面，将信任和互助放在友谊标准的核心位置。出现异性接近感，开始注意自己的服饰打扮，喜欢在异性面前表现自己，出现对异性的爱慕。

3. 看情绪、情感发展

青春早期孩子的情绪仍带有冲动、易激动、不善自制和行为不易预测的特点，不稳定的情绪有时会不加掩饰地暴露，有时又会掩藏起来。

这个阶段的孩子对待父母、老师的情感往往是矛盾的，有时很依恋父母，有时又怨恨父母；往日在他们看来是完美形象的父母和老师，现在也可能存在着不少缺点和问题，他们更喜欢能尊重他们独立性的父母和老师。

青春晚期是孩子形成人生观的重要时期，与人生观相联系的道德感、理智感和美感有了深刻的发展。他们带有浪漫主义色彩，对未来充满美好的憧憬，更富有激情，这种激情与对理想和前途的追求交织在一起，稳定而持久。

4. 看个性发展

青春早期孩子的自我意识已经发生了质的飞跃，产生独立感和成人感，力求摆脱对成人的依赖，反抗成人的干涉。孩子开始将视线转向内心世界，关心自己和别人的内心世界，对人品头论足，从行为动机、道德和个性品质方面来评论自己和别人。

孩子很在意别人对自己的评价，并且对自己评价的发展一般落后于对别人的评价，对自己的评价往往偏高，对别人的缺点喜欢吹毛求疵；以为自己与众不同，幻想在自己身上能发生奇迹。孩子的道德行为更自觉，但自我控制能力还是比较差，会出现一些前后矛盾的行为。

待到青春晚期，孩子的自我意识继续发展，把自我当作探究、思考的对象。因为缺乏经验，理想自我和现实自我仍面临不一致的危机，常发生自我肯定和自我否定之间的冲突。

隐秘角落的 2 个高风险问题

1. 逆反心理和行为的盲从

青春期独立意识和成人感的出现，使得这个阶段的孩子在心理上渴望别人认同自己的成熟，能够尊重和理解自己。但由于社会和生活经验不足，再加上经济不独立，不得不从父母那里寻求帮助，依赖父母。这种独立性和依赖性的矛盾，使其对父母过多的照顾或干涉产生厌烦情绪。在行为和社会交往方面希望按照自己的意愿行事，但对行为后果的考虑又不慎重，带有明显的幼稚和盲从。

例如，孩子对一些事情的判断不愿意听从父母的意见，对父母、学校以及社会的某些要求、规范常产生抗拒态度和行为，容易与父母和老师发生冲突，产生逆反心理。对此，父母应学会倾听、理解和尊重孩子，尊重孩子是一个独立的个体，尊重孩子的成长，同时在孩子困惑时给予适时的正确引导，帮助孩子顺利度过这个有着特殊的"成长烦恼"的时期。

2. 青少年抑郁症

这个时期的孩子应该是朝气蓬勃的，但心理问题引发的悲剧却频繁地刺痛着大家的神经，其中青少年抑郁症显得尤为突出。抑郁症对青少年的影响是比较明显的，这是一种大脑的疾病，对大脑发育可以产生直接的影响。孩子患抑郁症以后，情绪低落、学习效率下降，从而影响学习成绩。抑郁症的主要表现有情绪低落、没有愉快感，兴趣下降、对玩耍不感兴趣，精力缺乏、容易疲劳，注意力、记忆力、理解力下降，动力下降、意志行为减退，不愿意活动、不愿意外出，自责、自暴自弃，有自残、自杀意念和行为等。常合并躯体症状，如睡眠障碍、食欲下降、头痛、心慌、胸闷、胃痛、生理周期紊乱等。

青少年抑郁症的疾病特点包括：①容易发脾气，稍有不顺即与父母争吵；②行为问题多，抑郁症导致学习能力下降，成绩下降可进一步影响家庭关系，如果此时父母继续施压，可能会加剧青春期叛逆，孩子很容易产生行为问题，如厌学、游戏成瘾、过度使用网络等，而这些行为问题又会反过来加重抑郁症，导致恶性循环。如果孩子出现以上表现超过两周时间，且影响正常的学习和生活，请务必带孩子咨询医生以寻求帮助。抑郁症是可治愈的，但预防胜于治疗！首先要保证充足的睡眠，使大脑得到恢复和休息；保证足够的运动，每周最少运动 5 天，每天 30 分钟以上；学习放松的方法，如腹式呼吸或者做瑜伽运动；培养良好的人际关系；培养心理韧性，提升解决问题的能力；懂得学习的意义，有学习的目标和人生的方向。

（撰稿 / 审校　于情）

第四节　眼科篇

青春期的孩子多半都存在眼睛过度使用的情况，过度使用眼睛不仅会引起眼睛的不适，而且可能加重视力问题。除此之外，在这个特殊时期，也需要关注孩子眼睛本身出现的一些青春期特有的异常现象。是的，青春期对孩子是历练，对爸爸妈妈也是新的挑战！

健康体检"五连看"

1. 看眼睑抬起

如果孩子的眼睛突然感觉睁不开，也瞪不大，上眼皮向上抬有些困难，看上去总像睡不醒的样子，有的孩子甚至会抱怨看东西有重影，那么有可能出现了青少年型重症肌无力。

此时，应带孩子去医院眼科进一步完善检查，同时不要忘记去神经内科进行评估。

2. 看眼皮平整

逐渐进入青春期的少男少女，自然而然会遭遇"青春痘"的困扰。如果眼皮上或者离眼很近的位置出现了"青春痘"，一定要格外注意皮肤用药的选择，有的药膏对眼睛有刺激性，使用时需要谨慎。同时，有的孩子皮肤问题比较严重，当"青春痘"出现在距离眼睛很近的位置时疾病本身就会对眼睛产生严重的影响，建议带孩子去医院让专科医生给出专业的诊疗意见。

如果孩子小的时候眼皮周围有黑色素痣，尤其是当时被诊断为"太田痣"（第三章有详述），进入青春期后，孩子眼皮周围的痣出现了改变，或者以前眼皮周围没有色素痣，进入青春期后眼皮周围突然出现了色素沉着，都需要引起高度重视。这种疾病可能会引起眼部受损。

3. 看眼球转动

有的孩子以前没有斜视，近期却突然出现了内斜视，可能还伴有复视[1]，请注意，有可能患了急性共同性内斜视。这类孩子中很多都存在低度或者中度的近视。

长时间近距离用眼，尤其是过度使用智能手机，都可能是诱发该年龄段孩子患急性共同性内斜视的原因。父母应及时带孩子去医院就诊，除外其他一些严重的颅脑疾患，同时要督促孩子减少使用智能手机等电子产品的时间，避免过度用眼。

4. 看眼球颜色

突然出现眼痛、畏光流泪，甚至视物模糊的孩子有时还伴有头疼，必须提高警惕，这可能不是平时常见的结膜炎，而是患了虹膜睫状体炎[2]。

如果这个年龄段的孩子患葡萄膜炎，往往都有全身免疫相关性疾病。所以，早期发现并明确诊断该病，不但可以减少葡萄膜炎的一系列严重并发症，如青光眼、失明，甚至眼球萎缩，还可以尽早发现与全身免疫相关的疾病，并及时治疗。

5. 看视力情况

当前，这个年龄段戴眼镜的孩子比比皆是，不过爸爸妈妈可别就此放弃，一定要坚持定期带孩子去医院检查视力，了解视力的变化情况。有的家长以为只要镜框没坏，就不需要给孩子换眼镜。这是不对的，一副眼镜不能戴很久，因为尽管眼镜框没有坏，如果镜片的度数已经不适合孩子，继续戴下去会对视力造成伤害，加重近视程度。

此外，如果眼镜度数每年增长过快，需要带孩子去正规的医疗机构咨询专业眼科医生，考虑应用其他有效的干预手段，比如佩戴角膜塑形镜、功能性的眼镜……以便让孩子的视力得到最好的保护。保持孩子良好的视力是孩子和父母共同努力的结果，定期的视力检查可以帮助父母了解孩子视力的变化情况，是维护孩子视力的重要手段。

隐秘角落的 2 个高风险问题

1. 希佩尔 – 林道病

希佩尔 – 林道病是一种血管瘤增殖性病变，早期可以没有任何症状，到青春期之后会逐渐出现视力下降、视物变形等问题。该病可能会引起严重的眼部并发症，甚至失明、眼球萎缩。早期发现、早期干预可以降低严重并发症出现的概率。

同时，希佩尔 – 林道病还可能合并小脑血管瘤或者其他脏器异常，孩子不仅会出现头疼、恶心、眩晕等症状，严重时可能会危及生命。所以，治疗该病挽救的不仅仅是视力，还有生命。

2. 圆锥角膜

圆锥角膜也容易发生于青春期，早期可能仅有视力下降而没有其他症状，有时会被误认为孩子只是近视度数增加，从而被忽视。家长每年应定期带孩子到医院检查视力，一旦发现孩子近期视力较之前下降非常明显，或者本来没有散光，现在却出现大度数散光，或者较既往散光度数明显增加，都要考虑圆锥角膜的可能性。

圆锥角膜常造成高度近视散光，晚期会出现急性角膜水肿，形成瘢痕，病情严重、发现不及时、治疗无效者需要做角膜移植手术。在此病早期，常规的眼科裂隙灯检查便能及时发现。由此可见，定期的眼科检查真的很重要，不仅要检查视力，其他眼科常规检查，如裂隙灯、眼底检查等都可以做到早期诊断疾病。

（撰稿 / 审校 郭珍）

注：

1 复视：正常用双眼看任何一个物体都是一个，双眼看同一物体时感觉是两个物体的现象就称为复视，眼睛或颅脑疾病都有可能导致复视。

2 虹膜睫状体炎：主要表现为"黑眼球"及"黑眼球"里面的炎症，严重时可引起白内障、青光眼等，从而影响视力。

第五节　耳鼻喉科篇

"小小少年很少烦恼，眼望四周阳光照……"，现实中真的像这首歌唱的那样少年无烦恼吗？父母和孩子可能会异口同声地说"No"！父母会明显感受到进入青春期后孩子的叛逆，孩子也一直在努力摆脱青春的躁动。

除了青春的躁动之外，孩子还需要克服一些问题，如令人烦躁的耳鸣、咯不出来也咽不下去的咽异物感以及猝不及防的"鸭嗓子"……

健康体检"三连看"

1. 看精神面貌追踪耳鸣

耳鸣[1]实际上是孩子主观上感受到耳内或颅内的声音。引起耳鸣的形式多种多样，如与呼吸同步的吹风样声、与脉搏节奏一致的搏动性耳鸣、持续的电流声等。

耳鸣作为一种多余的"噪声"，可能会给孩子带来较大的困扰，如失眠、注意力不集中、焦虑、情绪不稳等。除了一部分明确原因导致的耳鸣可以通过手术治疗获得满意的效果外，大多数耳鸣需要孩子树立正确的"耳鸣观"，也就是需要与耳鸣"共生存"，忽略和习惯耳鸣，消除耳鸣带来的负面情绪。做到这点其实挺不容易的，父母的不断鼓励一定会对孩子有帮助。加油！

2. 看情绪探究咽异感症

咽部的感觉非常灵敏，这与咽部丰富的神经支配有关。咽异感症俗称"梅核气"，咯不出来，咽不下去，有的孩子甚至描述为颈部紧迫感，感觉呼吸不畅等。

当听到孩子如上描述时，一定不要轻率地否定孩子的主观感受，先入为主地认为孩子在夸大其词，因为某些疾病的确会导致咽异感症。当悬雍垂过长时，张大嘴巴会使症状减轻；茎突综合征时，咽部异物感常常位于咽部一侧，转头时症状会加重；患有上气道咳嗽综合征[2]时，在进食时分泌物随着食物一起吞咽后症状会减轻。所以，只有排除了一些疾病导致的咽异感症，剩下的咽异感症才与心理因素有关。

3. 看嗓音变化

随着青春期的到来，无论男孩还是女孩都要经历变声的阶段。孩子说话或唱歌不再是过去的童声了，男孩的声音将变得低沉而雄厚，女孩的声音则尖细润如鸟鸣。嗓音的变化实际上是因为喉部结构发生了改变，喉部将出现较为突出的喉结[3]，男孩尤为明显。

在变声期男孩出现的问题也比女孩多见，如"公鸭嗓子"，表现为在发音时不断出现破音，一会儿男声，一会儿女声；"男声女调"是男孩在青春期结束后表现为女孩声音。都说嗓音是人的第二张脸，异常的嗓音也会给孩子带来心理负担。所以父母发现孩子的嗓音有异常时，应及时通过发声训练改变孩子不良的用嗓习惯。

隐秘角落的 4 个高风险问题

1. 急性会厌炎

急性会厌炎是耳鼻喉科的急症、重症之一，如果不及时处理会引起窒息，危及生命。为什么该病如此凶险？先简单介绍一下什么是会厌。会厌是喉软骨的一部分，是一个"活瓣"，吃东西时它会盖住喉入口，防止食物进入气管。所以一旦会厌发炎，肿胀的会厌会封闭喉入口，导致呼吸困难。急性会厌炎的主要表现为发热、精神萎靡、咽喉部疼痛、说话含糊不清，甚至喘气费劲，一般不会有声音嘶哑，这也是它与之前提到的另外一种危险疾病——急性喉炎之间的区别。

2. 鼻咽血管纤维瘤

鼻咽血管纤维瘤多发生于青春期男性，所以又称为男性青春期出血性鼻咽血管纤维瘤。此病虽属于鼻咽部的良性肿瘤，但可能会引起大量鼻出血。反复的鼻腔或口腔大量出血是其重要的临床症状。此外，肿物堵塞鼻腔会引起鼻塞症状。通过鼻内镜检查能够发现后鼻孔上光滑的肿瘤，其表面有明显的血管纹。因为会引起严重的出血，所以，没有做好充分准备前不能贸然做活检。手术切除肿物是治疗的主要方法，手术前可以栓塞肿瘤的供血动脉，这样能减少手术中的出血量。

3. 突发性耳聋

顾名思义，此病的表现就是突然出现原因不明的听力下降，多在 72 小时内发生。虽然突发性耳聋的具体原因还不明确，但大多数孩子发病与劳累、着凉、情绪激动及紧张有关。主要表现为听力下降，程度轻重不一，严重者甚至全聋。其他症状还包括耳鸣、眩晕等。一旦发生突发性耳聋，一定要去医院及时"抢救"听力。另外，部分孩子为了逃避学习，假装患了突发性耳聋，实际上那是"伪聋"，医生通过检查很快就能发现孩子在自作聪明了。

4. 慢性化脓性中耳炎

慢性化脓性中耳炎主要是急性中耳炎没有得到彻底

的治疗而迁延为慢性，主要表现为耳内间歇性流脓、鼓膜穿孔及听力下降。本病虽然很常见，但如果遇到分泌物引流不畅或孩子抵抗力差时，可能导致严重的颅内或颅外并发症。如炎症破坏面神经管可导致周围性面瘫；中耳的毒素进入内耳时导致迷路炎，可能会引起全聋；毒素侵入颅内可引起硬膜外脓肿或脑膜炎等。所以只有控制中耳的炎症，才能避免中耳炎的严重并发症发生。

（撰稿　钟玲玲 / 审校　沈蓓）

注：

1 耳鸣：一种临床常见的症状，而并非一种疾病，指在无外界声源刺激下，患者感觉到耳内或颅内有声音，但不包括声音的幻觉或错觉。

2 上气道咳嗽综合征：鼻、鼻窦的炎症产生的脓性分泌物经鼻腔倒流，经后鼻孔流入鼻咽部、口咽部、下咽部，这种脓性分泌物的慢性刺激引起上述部位出现继发性炎症及相关症状，如慢性咳嗽、咽部异物感等。

3 喉结：喉部软骨（甲状软骨）在前缘会合形成一定的角度，男性喉部软骨的角度较小，形成明显的向前突起。

第六节 口腔科篇

青春期的孩子随着面部及口腔咀嚼系统的发育成熟，难免因外貌产生些许"甜蜜"的烦恼。法国作家雨果曾说"美貌是一封无声的推荐信"。父母应帮助孩子在这"看脸的时期"避免因为小的瑕疵而心生烦恼。

健康体检"五连看"

1. 看面部

青春期的孩子因为体内激素改变，皮脂分泌过多，面部皮肤常常受到各种"痘痘"的困扰。想要远离"痘痘"，就要让孩子搞好个人卫生并建立良好的生活习惯，减少面包、薯条等高糖分和奶类食品的摄入。同时，随着新陈代谢过程中有害物质的滞留，会在孩子面颈部形成隆起的肿物，医学上叫皮脂腺囊肿，俗称粉瘤。它需要借助外科手段才能去除。

此外，最常见的是突发性面部表情肌的瘫痪，称为贝尔麻痹，孩子多表现为半侧面部瘫痪、额头皱纹消失、眼皮不能或者部分不能张开闭合、口角歪斜等。出现这种情况时应该及时治疗，否则会留下不同程度的后遗症，影响孩子的正常学习和生活。

2. 看牙齿

12 岁以后的孩子的乳恒牙交替完成，全口牙齿都换为正常的恒牙，这个时候要注意哪些问题呢？首先，要观察牙齿的颜色，正常的牙齿洁白，微微偏黄。如果发现孩子牙齿表面出现黑斑缺损，有可能是龋齿的表征，需要及时就医。有时会发现孩子换完牙后，牙齿呈亮黄色，一段时间光照后，颜色逐渐变深，呈灰色或棕色，俗称"四环素牙"。产生"四环素牙"的原因多是孩子在儿童时期服用了四环素类药物，药物与牙齿结合导致牙齿着色甚至牙釉质发育不全。而有的父母会发现孩子换完的恒牙表面有白色或黄色斑块，可能还伴有部分牙釉质的缺损，这称为氟斑牙。该病的发生多具有一定的地域性，一般见于高氟地区出生和成长的人群或 7 岁以前定居于高氟区的人，因从外界环境中摄取过量的氟而引起。

其次，要关注牙齿的外形是否正常。如果双尖牙的牙尖之间有多余牙尖，医学上称这个牙尖叫畸形中央尖。由于其特殊的解剖构造，容易造成牙齿折断，引起牙髓炎症，从而影响孩子的牙齿健康。最后，还要注意孩子牙齿的排列是否整齐。拥挤错乱的牙列不仅会影响孩子的容貌，还会引发一系列牙龈及牙周的问题，严重者会导致异常咬合关系。排列不齐的牙列会使其中一颗或多颗牙齿出现不正常的咬合关系，使支持患牙的骨及黏膜等组织出现病理性损害，即牙颌创伤，其表现为患牙在咬合时会出现异常的松动、疼痛，局部牙龈会出现萎缩等症状，从而大大降低牙齿的使用寿命。

3. 看口腔黏膜

这个时期的孩子体内性激素会明显升高，而牙龈是性激素作用的靶器官，很容易受到细菌的刺激，产生各种牙龈问题。如果牙齿清洁不干净，大量牙菌斑堆积，就会引起牙龈炎，一旦不及时治疗，则有可能发展为牙周炎，导致牙齿疼痛、脱落。

口腔卫生健康宣教是极其重要的。父母要督促孩子养成良好的口腔习惯。要做到：①平衡膳食，饮食多样、均衡。②科学鉴别糖类，远离添加糖。③少喝碳酸饮料，避免牙齿损伤。④多吃瓜果蔬菜，戒烟，减少摄入酒、槟榔。⑤正确清洁口腔，使用含氟牙膏，养成刷牙、漱口、用牙线的口腔卫生习惯。

4. 看交流状态

观察别人和孩子交流的状态，就能知晓孩子受欢迎的程度。在社交活动中，如果口气异常，自然会引起他人的反感。孩子口腔的异味往往会使其成为别人嘲笑的对象，进而导致孩子产生自卑等心理问题，影响其正常的社会交往和学习。

口臭的来源主要有两个：一是口腔不清洁造成口腔内舌苔和牙周袋内大量微生物聚集，微生物分解产生挥发性硫化物，从而造成口臭。二是由于多种系统性疾病及不良习惯而造成口臭，如胃食管反流病、肝肾疾病、糖尿病、吸烟、龋齿等。千万不要忽视孩子口臭的问题，它可能是多种疾病的表征。

5. 看关节活动

颞下颌关节是人类咀嚼系统的重要组成部分，它通过规律的滑动及转动来行使正常的咀嚼及开、闭口运动。如果颞下颌关节出现问题，会导致孩子下颌运动出现异常和颞下颌关节区的疼痛、弹响和杂音，医学上将颞下颌关节区疼痛、弹响、下颌运动异常等为共同症状体征表现的一类疾病称为颞下颌关节紊乱。

导致颞下颌关节紊乱最常见的原因是咬合功能的紊乱，如反颌、锁颌、牙颌创伤等，如果不及时干预治疗，会使关节区出现器质性病变，导致由关节、肌肉、骨骼和牙齿4部分构成的咀嚼系统紊乱，最终影响孩子的正常生长发育。

隐秘角落的 4 个高风险问题

1. 茎突过长症

茎突过长症亦称茎突综合征或伊格尔综合征。孩子常因为口咽部有异物感，有时还伴有咽痛、反射性耳痛、头颈痛和口水增多等症状而来就诊。该病的表现复杂，容易误诊误治。该病发病原因是因为茎突的解剖结构异常，表现为茎突过长或其方位、形态异常，压迫邻近血管及神经而发病。

2. 丹毒

人们常常以为丹毒只发生在腿部，其实，这是一种常见的突发皮肤急性感染疾病，多是由乙型溶血性链球菌侵袭皮肤淋巴管网所致，也常发生于儿童面部，是口腔科常接诊的急性感染性疾病。丹毒往往起病急，临床表现为面部大面积的红肿疼痛，甚至遍布全身，有时还可以形成水疱。同时，孩子多伴有全身症状，如高热、头痛等，严重时可危及生命。

3. 药物性牙龈增生

长期服用特殊药物的孩子其口腔内前牙区可能会出

现特异性的牙龈增生肿大，甚至覆盖整个牙面。特殊药物主要指三类常用药物，即免疫抑制剂、钙通道阻滞剂及癫痫类药物。孩子往往在服用药物几个月内就会出现这种情况。因此，对于长期服用这些药物的孩子，一定要高度重视，定期观察。

4.第一、二鳃弓综合征

这是一种第一、二鳃弓[1]正常发育受到影响所致的下颌面骨发育不全。孩子常因特殊面容来就诊。该病临床表现差异比较大，但是典型罹患此症的孩子呈现"鱼面样"面容。同时，也常伴有眼睑异常，小耳畸形可伴外耳道闭锁等。但是值得庆幸的是，这类型孩子一般智力、生育能力正常。虽然该病不会危及生命，但对孩子的面容和心理影响极大。

（撰稿 宋达 / 审校 徐文靖）

注：

1 鳃弓：人类胚胎发育到第 4 周时，原始咽部两侧的间充质迅速增生，在额鼻突和心隆起之间，由头端至尾端先后形成左右对称且背腹走向的 6 对弓状隆起。